ようこそ！歯のふしぎ博物館へ

『口の中探検』うらばなし

岡崎好秀

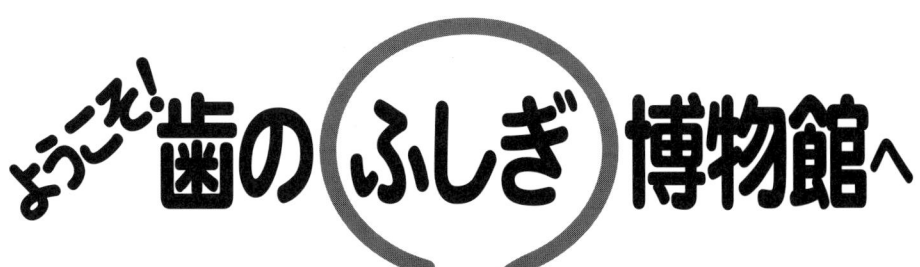

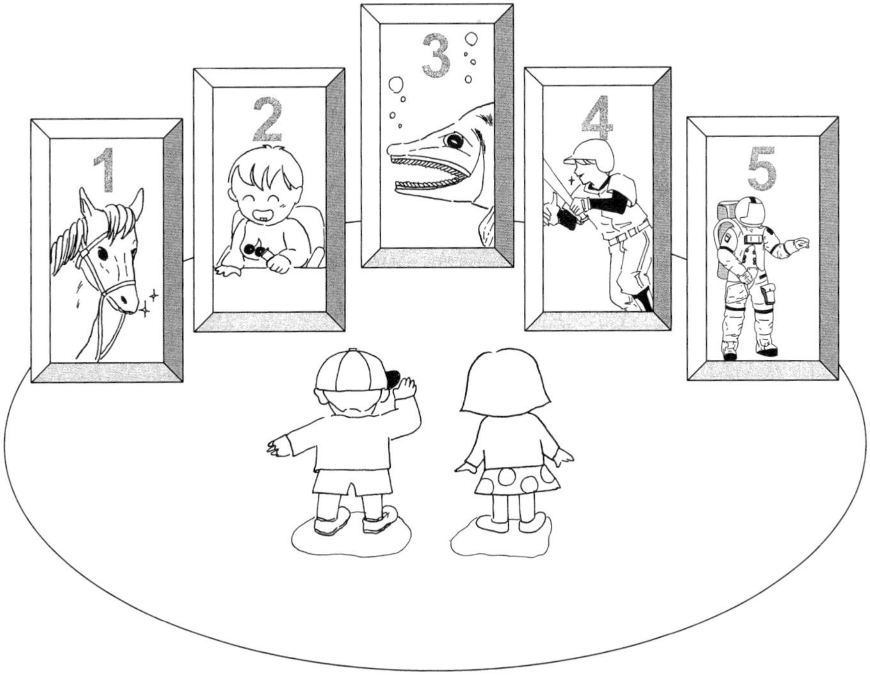

大修館書店

まえがき

　この本を開いた"あなた"は、子どもたちに歯の話をすることは、得意な方ですか？　それとも苦手な方ですか？　もっと上手く話せたら……、と思い悩む方ですか？

　もし、"あなた"が苦手な方だとしても、心配ご無用！　それは、"あなた"が、学生時代に勉強のできる優秀な学生であったということなのですから…。勉強のできる人は、授業で先生が何か話をするとパッと頭に入る。だから当然、成績も良い。そして自分が理解できるものだから、ついつい相手も同じように理解できると思って話をしてしまう……。

　その点、この原稿を書いている私は、なんと勉強のできない学生だったことか……。劣等生の私は、授業を聞いていても、先生が何を言いたいのかが自分ではよくわからない。理解できない。ところが周りの同級生は、ウンウンと頷きながらよく聞いてノートをとっている。こんな調子だった私が、こうして文章を書く立場になりました。

　元？劣等生は、いつも考えるのです。

　「どのように、子どもたちに、人に、話をすれば、よくわかってもらえるだろう？」

　「どのように話を展開すれば、聞いてもらえるのだろう？」

　学生時代を振り返ってみると、私の心に残った講義は、本当に「楽しい」と思った講義でした。

　「実はこうなんですよ」の一言でそれまで信じてきたことが崩れ、新しい事実を目の当たりにしたその瞬間、目の前がパッと明るくなった記憶があります。そんな驚きから得た知識は、自分の中に素直に吸収されて、生活様式にも影響を及ぼしたものでした。

　だからこそ、いかにして「楽しい！」と感じられる歯の話を進めるかが、ポイントだと思うのです。

これまでの歯の話と言えば、「歯みがきの話や甘いおやつはだめ！」あるいは、「むし歯や歯周病の予防のために、○○しなさい！」という"ありきたり"のパターンが多かったように思います。歯の話を、ありきたりの話ではなく、もっとワクワク・ドキドキするおもしろい話に展開することは、できないのでしょうか？

　たとえば映画を見たとしましょう。

　その映画がハッピーエンドで終わるとします。しかし、始めから終わりまで、ずっとハッピーな展開だけを見ていても何の感激もありません。そのおもしろさは、ハッピーエンドに至るまでのワクワク・ドキドキであり、それがあるからこそ、ハッピーエンドが活きてくるのだと思います。ところが歯の話には、最初からハッピーエンド（歯をみがきなさい！　甘いものがダメ！）が出てきます。子どもたちの歯をみがくという"体を動かす"行為の前には、まず"心を動かせる"ことが必要だと思うのです。

　さて、この本は、以前出版された『のんちゃんたちの口の中探険（上・下巻）』（企画制作：㈱松風、発行：㈱大修館書店）の姉妹本です。

　第1章では、動物の歯の話。第2章では、歯の生え代わりのふしぎ。第3章では、食生活と顔の形との関係。第4章では、歯とスポーツの関係。第5章では、宇宙飛行士・宇宙生活と歯や食べものの話についてのネタをまとめてみました。

　また、実際の授業で利用しやすいように、クイズや付録も付けてみました。どの章から読まれても、ワクワク・ドキドキしながら、楽しい歯の話を発見されることでしょう。

　この本をうまくご利用いただくことによって、"ヒトの歯のふしぎ"を通じて"すばらしい体・すばらしい歯"の存在を、子どもたちに気づかせていただければと思います。

2003年3月　岡崎好秀

主な登場人物

歯みがき博士

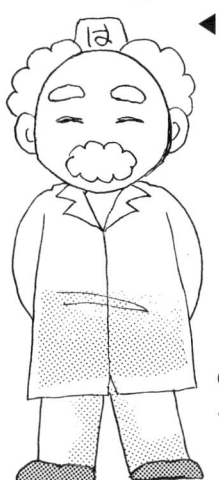

◀ 歯のふしぎ博物館の館長歴ウン10年。館長業のかたわら、子どもたちが目を輝かせる歯の話を求めて、世界中を飛びまわり資料集めをしている。頭の毛の先から足の裏、さらには宇宙にまで守備範囲を広げて、口の中と関連付けることばかりを考えている。なかでも動物や宇宙に関しては詳しい。

ミッちゃん

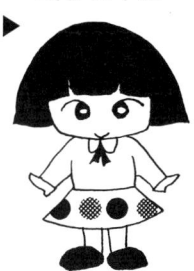

チヒロ先生の勤務する小学校の ▶
3年生。ケンちゃんと一緒に近所の歯のふしぎ博物館によく遊びにくる、しっかり者の女の子。

チヒロ先生

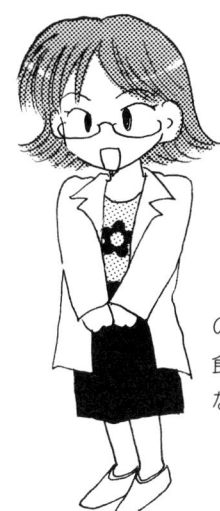

◀ 歯のふしぎ博物館にせっせと通い、歯みがき博士を師とあおぐ、明るく、元気な新人養護教諭。子どもたちに、「いかに楽しく、いかにおもしろく、いかに歯の大切さをわかってもらえるか」が、テーマ。

ケンちゃん

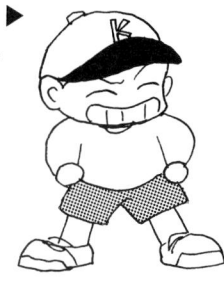

チヒロ先生の勤務する小学校 ▶
の3年生。ミッちゃんと仲良し。食べるの大好き、遊ぶの大好きな、元気いっぱいの男の子。

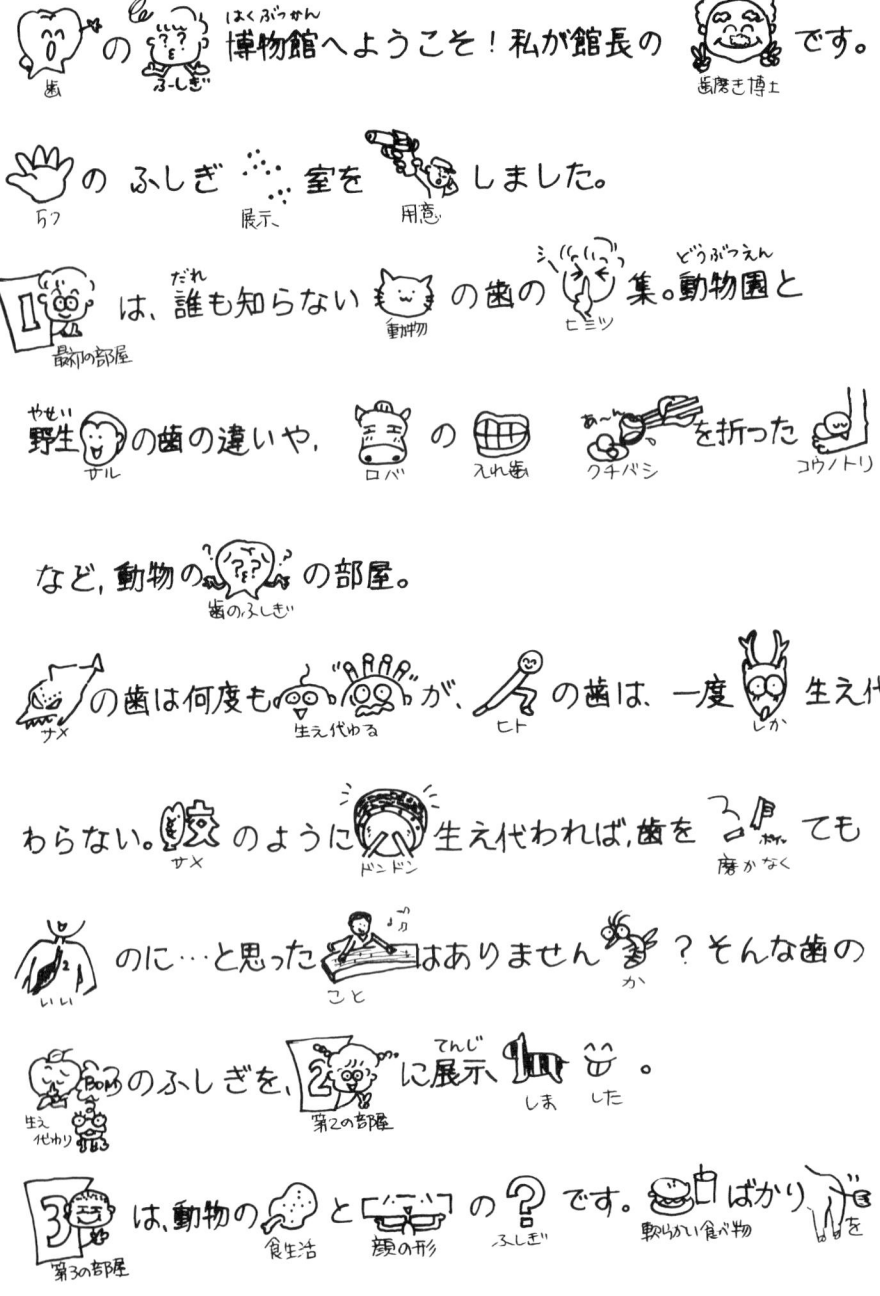

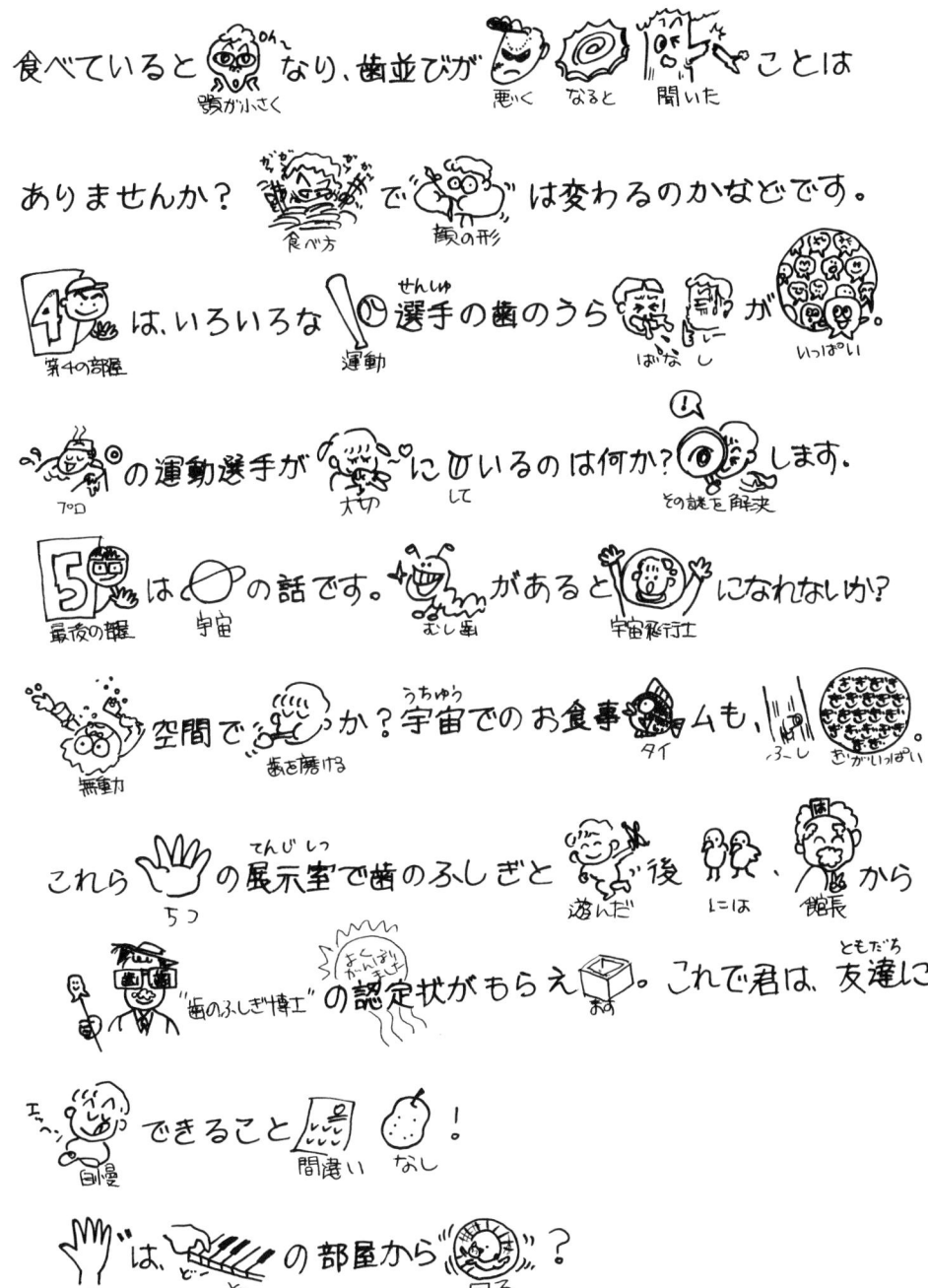

目次

まえがき　iii

［1］動物達のおもしろ歯学 ……………………… 1

1. むし歯のない動物は？　2
2. 動物園のサル　むし歯の季節は？　8
3. 歯みがき博士とチヒロ先生のないしょ話　13
4. 文明とむし歯　14
5. サルの死因　21
6. ウマにゆっくり食べさせる工夫　27
7. ウマとウシの前歯の違い　31
8. あるロバのヒミツ　38
9. 入れ歯でイチゴは食べにくい？　44
10. クチバシの話　47
11. イヌの歯ネコの歯　53
12. ヒトの歯の割合のヒミツ　60
13. 歯なしの動物　61

［2］どうしてヒトの歯は
　　　一度しか生え代わらないの？ ………… 65

1. サメの歯のヒミツ　66
2. 歯の根のヒミツ　70
3. 歯が生え代わる理由　72

4．歯が、1本抜けてしまったら…　75
5．乳歯は、へその緒　77
6．生えたての歯がむし歯になりやすい理由　81
7．乳歯でむし歯が多いと、永久歯でも多くなる　82
8．タンカーの重油流出事故の話　85
9．生えたての歯は"たけのこ"　88
10．お寿司と歯根膜（しこんまく）　92
11．歯の形と食べもの　95
12．歯の進化の話　98
13．歯周病（ししゅうびょう）はサメの歯　100

［3］動物の食生活と顔の形 …………………… 103

1．顔の違いは何の違い？　104
2．ブタとイノシシの食生活の違い　109
3．ヒトの頭と顔の違い　112

［4］歯とスポーツ選手の
　　　不思議（ふしぎ）な関係 …………………… 119

1．イチロー選手の歯みがき回数　120
2．野球選手の歯の話あれこれ　123
3．「過労歯」（かろうし）とは？　125
4．お年寄りで、歯並びが悪い方はいない!!　126
5．オリンピックの選手村、患者さんの多いのは何科？　128
6．力士と歯の話　132
7．歯の状態と運動能力　133
8．チューインガムを用いた咀嚼能率（そしゃくのうりつ）テスト　136

9．長く活躍するためにも歯が重要　140
10．歯と体のバランス能力　141
11．重心移動計で大実験　144
12．片足立ちでバランス能力測定　145

［5］宇宙授業へようこそ！ 147

1．小さなむし歯だったら…　148
2．どうして宇宙飛行士は、むし歯があったらダメなの？　150
3．もし、宇宙で歯が痛くなったら…　155
4．総入れ歯だったら、歯は痛くならないよ…？　160
5．宇宙では、むし歯になりやすい？？？　162
6．宇宙飛行士と歯みがき　165
7．火星人と未来の地球人　168
8．便利なチューブ食？　169
9．宇宙船地球号　174

付録 176

1．パノラマX線写真　176
2．ほけんだより　178
3．認定状　180

［1］
動物達のおもしろ歯学

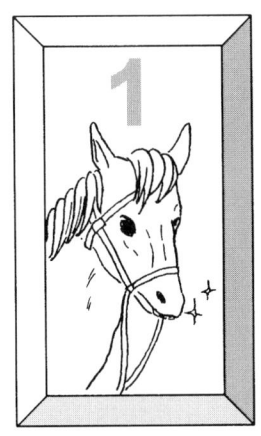

1．むし歯のない動物は？

チヒロ先生：まずは、動物の歯についてのお話ですね。どんな話が聞けるかとっても楽しみです。

ケンちゃん：動物にもむし歯ってできるの？

歯みがき博士：もちろん！　動物の種類によって違うけれどね。それでは、この質問をクイズにしてみよう。

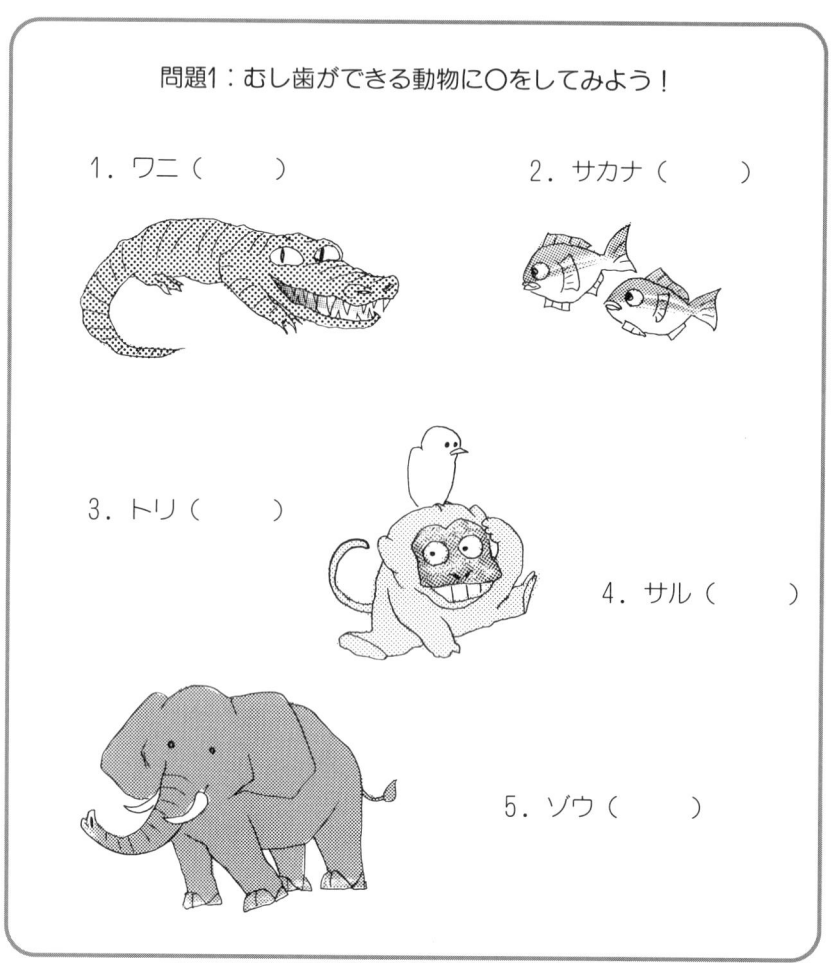

1章　動物達のおもしろ歯学　3

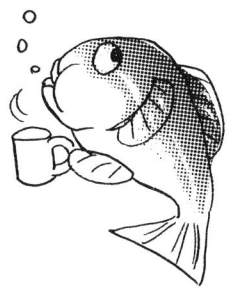

図1　サカナにはむし歯がない

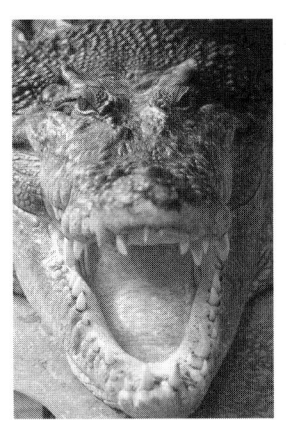

図2　ワニの歯は獲物を捕えるための尖った歯

ケンちゃん：サカナには、むし歯がないと思う！　だって魚釣りに行ったとき、ボク、口の中をのぞいたんだ。むし歯なんてなかったよ！

ミッちゃん：それにサカナは、水の中にいるから、もし汚れても洗い流されるでしょう。（図1）

チヒロ先生：サカナの口の中ってきれいなのね。

ミッちゃん：それから、ワニの歯は、先のとがった歯ばかりだから、むし歯にはならないと思います。

博士：ピンポーン！　そうだね。ワニやヘビ、それにトカゲなどの〝は虫類〟は、すべての歯が尖(とが)っているのが特徴だね。それに、サカナの歯も尖っている。尖った歯は、手の代わりに獲物を捕まえるための歯だ。（図2）

　これらの動物の歯は、ヒトでいえば、前歯ばかりが生えていることになる。

チヒロ先生：…とすると、臼歯(きゅうし)がないので、ヒトのように噛(か)んで食べることができないわけですね。

博士：それではトリは、どうだろう？

ケンちゃん：トリには、歯がないからむし歯にならないと思う！

博士：そうだね。

ケンちゃん：でもね、ちょっと不思議(ふしぎ)なんだ。ボク恐竜が好きなんだけど、

この前、本を見ていたら恐竜の時代の翼竜（空を飛ぶ恐竜）には歯があったよ。（図3）

博士：ケンちゃん、よく知っているね。トリの祖先は空を飛ぶ恐竜なんだよ。実は、トリに進化するときに、歯がなくなったんだ。

ケンちゃん：どうして歯がなくなったの？

博士：翼竜は、歯があったから重くて、長く空を飛ぶことができなかった。だから翼竜から進化したトリには歯がなくなった。図4を見てごらん。これは小さなサルの骨だが、大きなクチバシを持つトリの方が軽いことがわかるだろう。

ミッちゃん：ヘェー！　トリのクチバシって軽いのですね。

博士：そうだよ。それに、含気骨と呼ばれるトリの骨は、中が空気で充たされているから、驚くほど軽いんだよ。
　グンカンドリの場合は、体重が2キログラム、翼を広げると2メートルにもおよぶ大きなトリなのに、骨の重量はわずか100グラムしかない。

チヒロ先生：だから、そんなに大きくても空を飛べるのね。

博士：トリについては、おもしろい話があるので、また後で話をしてあげよう！　ゾウはどうだろう？

ケンちゃん：ゾウもむし歯がないと思うな。だって、木の皮や草を食べているから…。

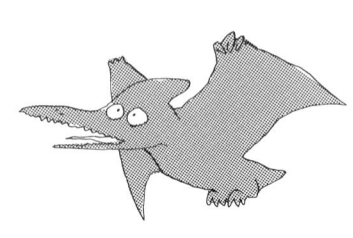

図3　恐竜の時代の翼竜には歯があった

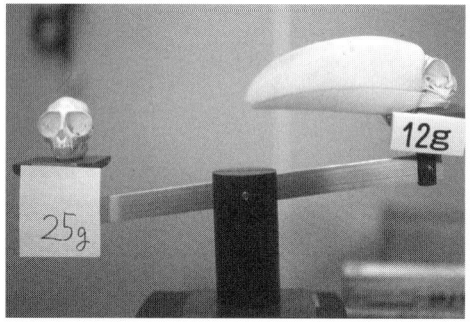

図4　トリの大きなクチバシでも、サルの小さな頭の骨より軽い

1章　動物達のおもしろ歯学　5

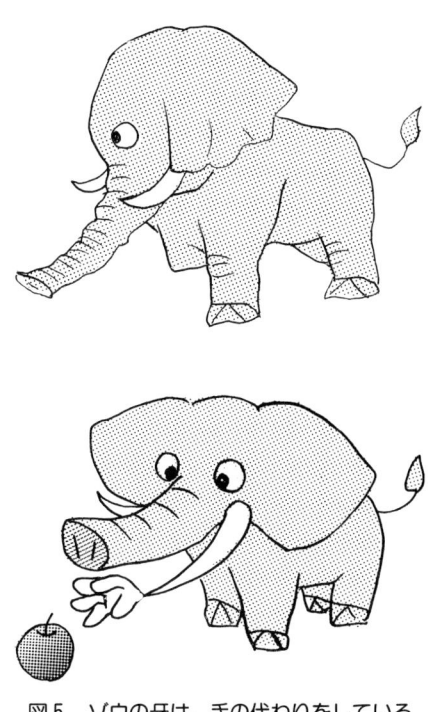

図5　ゾウの牙は、手の代わりをしている

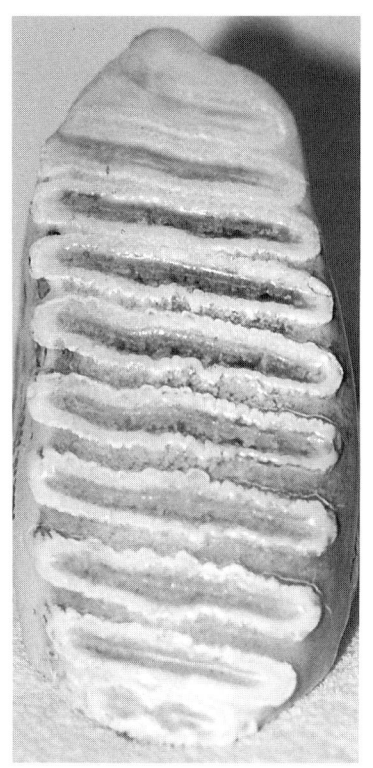

図6　ゾウの臼歯

ミッちゃん：ワタシも、ゾウは、草などの繊維質ばかり食べているから、むし歯ができないと思います。

博士：これも正解！　ちなみにゾウの牙は、ヒトで言うと2番目の前歯である側切歯に当たる。この牙は、手の代わりの役割をするんだ。（図5）

ミッちゃん：象牙って、貴重品なのでしょう。

チヒロ先生：土を掘り起こしたり、木の皮を剥いだりするものね。

博士：それに他の猛獣に襲われないように武器の代わりにもなるし。

チヒロ先生：そういえば、ゾウの臼歯ってとっても大きいのでしたよね。

博士：大人の靴くらいの大きさだよ。これが、上下左右1本ずつ生えているんだ。（図6）
　この歯で、木の枝でも粉々に砕くことができる。

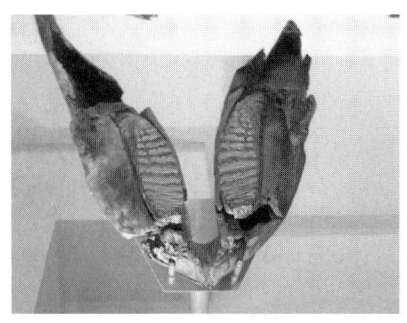

図7 ナウマンゾウの下アゴと臼歯

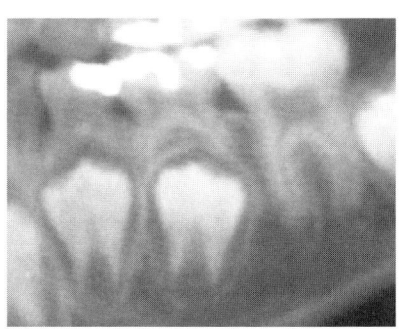

図9 乳歯の後には永久歯が生える準備をしている（ヒト）

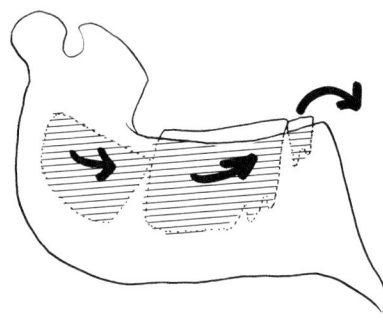

図8 ゾウの水平交換

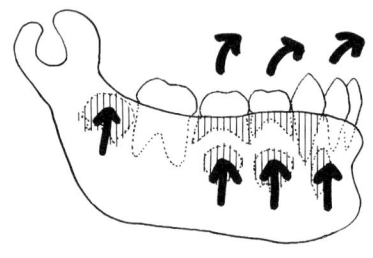

図10 ヒトの垂直交換

ケンちゃん：強力な歯なんだ…。

博士：一般的に、哺乳類は一度だけ歯が生え代わるが、ゾウの場合は5回も生える。

チヒロ先生：どうしてですか？

博士：乳歯は一度だけだが永久歯が5回分、アゴの中で用意されている。しかし、ゾウはアゴが小さいので一度にたくさんの歯が生える場所がない。（図7）そこで、臼歯の後ろから次の臼歯が生えてきて、手前の歯が抜け落ちる。これは水平交換と呼ばれる。（図8）

ちなみに、ヒトのように乳歯の下から永久歯が生えてくるのは垂直交換だ。（図9・10）

ケンちゃん：5回も生え代わるのか…。

1章　動物達のおもしろ歯学　7

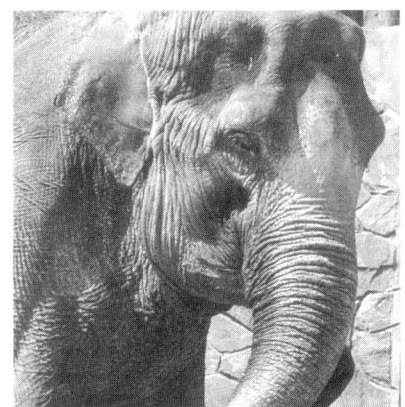

図11　歯がないゾウ

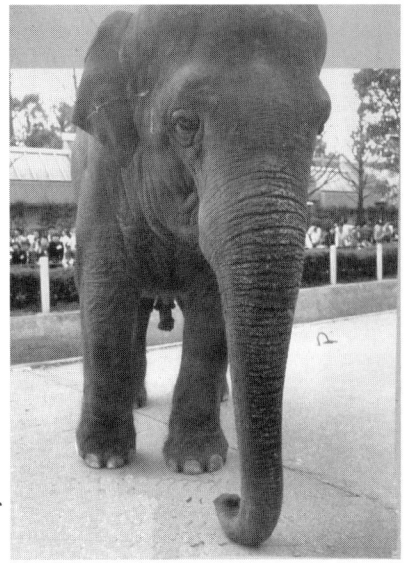

図12　ふつうのゾウ

博士：一度の歯の寿命が約10年だから、ゾウの寿命は約50〜60年とされている。ところがこのゾウを見てごらん。図11、12を比べてみるとどこかおかしいだろう？

ケンちゃん：図11のゾウは頭の横の部分が凹んでいますね。

博士：コメカミの部分だ。コメカミの部分は筋肉だ。

チヒロ先生：お米を食べたら動く部分だから、米噛み（コメカミ）と呼ばれているのでしたね。

博士：ケンちゃん。コメカミの部分を触って、アゴを動かしてごらん！

ケンちゃん：本当だ！　コメカミの部分が動くよ！

博士：実はこのゾウ、歯がないゾウなんだ。最後の歯が抜け落ちてしまった。だから筋肉が小さくなって、コメカミの部分が凹んでいる。

ケンちゃん：これでは、エサを食べることができないね。

博士：そうなんだ。そこで飼育員が、エサに水を混ぜて団子にして与えている。

チヒロ先生：かわいそうですね。

2．動物園のサル　むし歯の季節は？

博士：それでは問題2だ。

> 問題2：サルは、むし歯になるだろうか？

ケンちゃん：サルは、ヒトと一緒だからむし歯になると思うな。
博士：そう正解だ！　ところでサルでも、野生のサルと動物園のサルがいるだろう。どちらの方がむし歯は多いと思う？
ミッちゃん：ワタシ、野生のサルは、自然のままの食べものを食べているからむし歯が少ないって聞いたことがある。
博士：そうだね。それでは、問題だ。

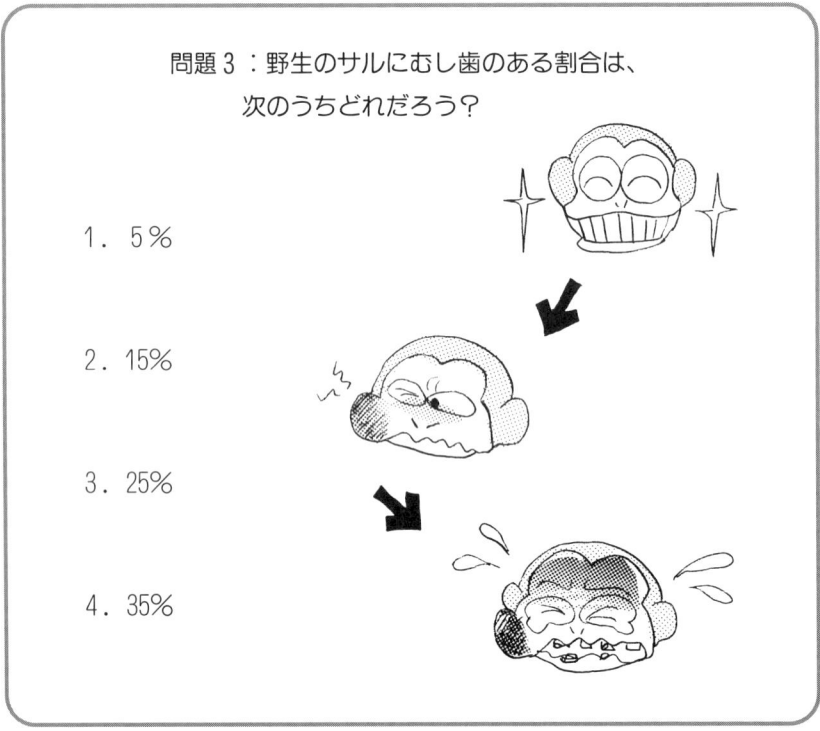

問題3：野生のサルにむし歯のある割合は、次のうちどれだろう？

1．5％

2．15％

3．25％

4．35％

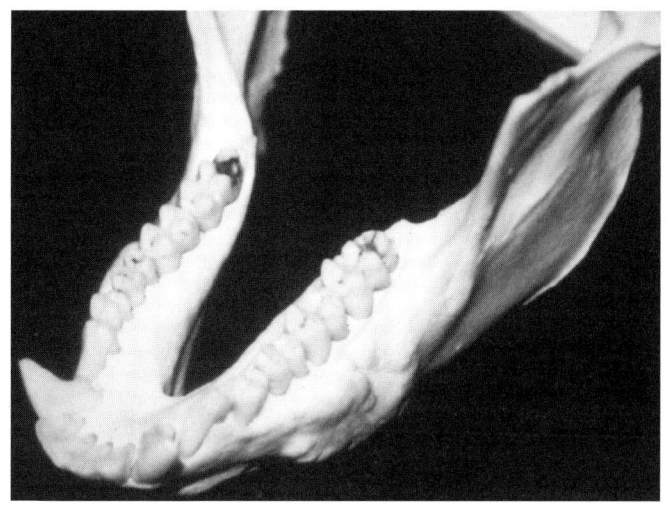

図13　サルのむし歯（奥の臼歯が黒くなっている）

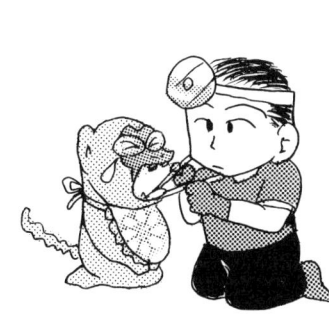
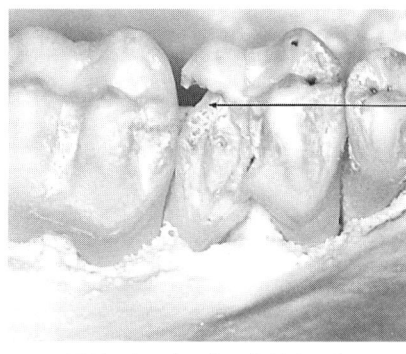

むし歯で穴があいている

図14　むし歯になったサルの歯

ケンちゃん：3番の25％くらいかな。

博士：ブッー！

ミッちゃん：それでは2番の15％。

博士：ピンポーン！　そのとおり!!
　　　　だけど動物園のサルは、約60％もむし歯があるんだよ。約4倍だ。

ミッちゃん：どうして？

博士：そこで問題だ！　さて動物園のサルには、口の中が汚れてむし歯になりやすい季節があるそうだ…。

問題4：動物園のサルがむし歯になりやすい季節は
いつでしょう？

1. 春

2. 夏

3. 秋

4. 冬

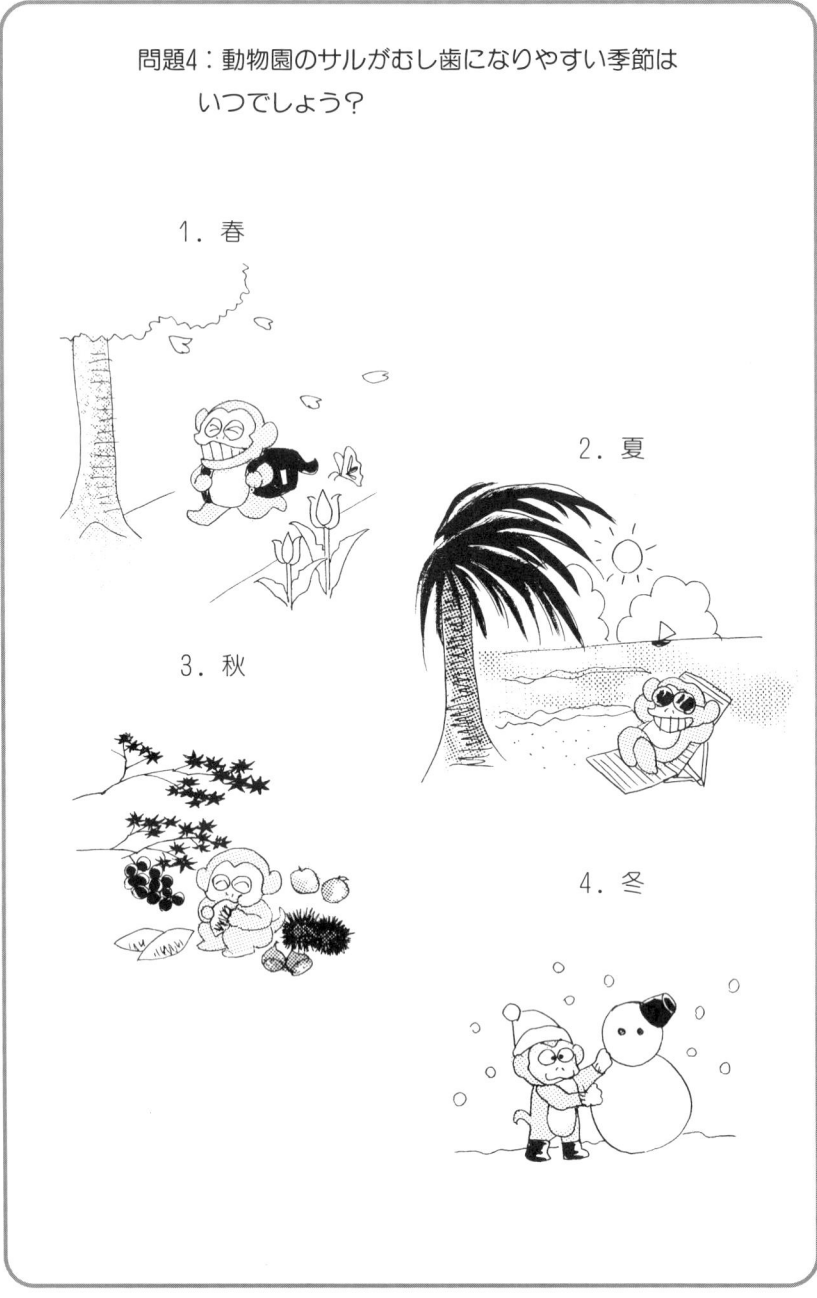

1章 動物達のおもしろ歯学 11

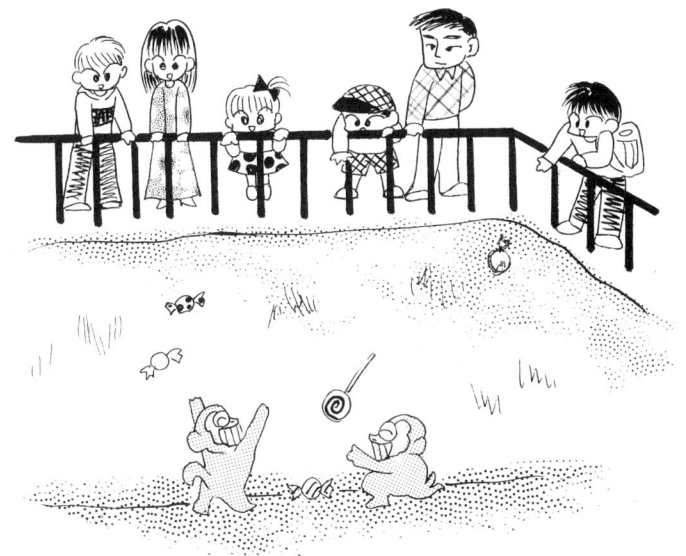

図15 オカシをあげたら、むし歯になっちゃうよ

チヒロ先生：サルが、むし歯になりやすい季節なんてあるのかしら？
ケンちゃん：ボク、夏。だって、暑くて夏休みもダラダラした生活になりやすいから…。
ミッちゃん：ワタシ、秋。だって、食欲の秋でしょう。それに冬は食べものがなくなるから、それに備えて食いだめをしておかないと…。
ケンちゃん：だけど春かもしれない。だって春になれば、いろいろな食べものが出てくるから、たくさん食べてしまうよ！
チヒロ先生：冬かもしれないわね。だって、食べものが少なかったら口を動かさないから、ツバの出る量も少なくなるし…。
博士：正解は、春と秋だ！
ケンちゃん：エッー！　どうして？
ミッちゃん：まさか…。動物園に行ってサルに甘い食べものをあげるから？
博士：ピンポーン！　春と秋は行楽シーズンだろう。
　　　みんな、ボクだけはよいだろう、ワタシだけはよいだろう、と思ってサルにオカシを与えるからなんだよ。

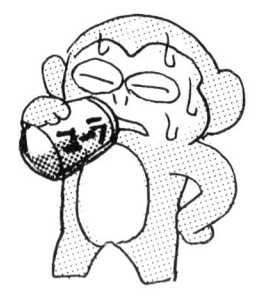 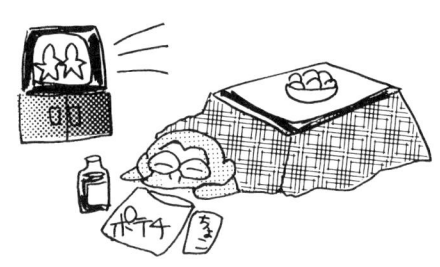

図16　清涼飲料水はむし歯のもと！　　図17　ダラダラ食いは、むし歯になりやすい

ケンちゃん：ボクもあげたことあるよ。悪いことしちゃったな。
チヒロ先生：サルは、歯をみがくことができないから、むし歯ができたらかわいそうね。
ミッちゃん：でも、歯みがき博士。ワタシ、思うのだけれど…。
博士：どうしたの？
ミッちゃん：やっぱり、夏のほうがむし歯になりやすいと思う…。
チヒロ先生：どうして、そう思うの？
ミッちゃん：だって、夏は暑いでしょう！　だからジュースをたくさん飲むもの…。ジュースは、甘いからむし歯の原因になるでしょう。(図16)
博士：ミッちゃんの言う通りだね。むし歯ができる理屈に合うから、夏も正解にしよう！
ミッちゃん：ヤッター！
ケンちゃん：博士、ボクも、本当は冬にむし歯ができると思うんだ。
チヒロ先生：どうして？
ケンちゃん：だって、冬は寒いから、外で遊ばないで、家の中でコタツに入ってテレビゲームをするでしょう？　そうすると、どうしても横にオカシを置いて食べながら遊んでしまう。だってダラダラ食べると、むし歯になりやすいのでしょう…。(図17)
博士：こりゃマイッタ！
　　　すばらしい意見だ。ケンちゃんの答えも正解にしよう！

3．歯みがき博士とチヒロ先生のないしょ話

チヒロ先生：子どもたちの素朴（そぼく）な意見って、考えさせられますね。私たちも、あらかじめ考えていた答えの方に誘導しがちですけれど、それではいけないのですね。

博士：そう言えば、ドイツの有名なシュタイナー教育では、5＋5＝10という教え方より、10＝○＋△という教え方をする方が良いとされているんだよ。

チヒロ先生：どういう意味ですか？

博士：たとえば5＋5は、誰が何度やってみても、答えは10にしかならないだろう。このような発問に対する答えは、常に一つしかない。
　　　　ところが、10＝○＋△ならどうだろう？

チヒロ先生：答えが、1＋9、2＋8、3＋7、8＋2、9＋1…等のようにたくさんできますね。
　　　　私たちの発問も、答えは一つしかないと思う必要ってないのですね。

博士：その中から、自由な発想が生まれる。子どもたちの理にかなった一つひとつの答えを大切にする必要があるのだね。

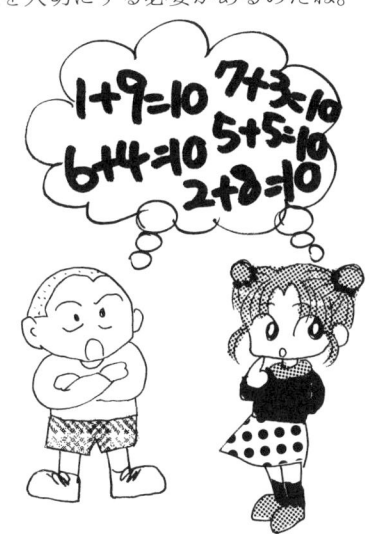

図18　10＝○＋△の発想法は創造性を伸ばす

4．文明とむし歯

チヒロ先生：ところで、これまでの話からすると、野生のサルには、どうしてむし歯ができるのですか？

歯みがき博士：最近、むし歯の原因を二つに分ける必要があるように思っている。

チヒロ先生：どういう意味ですか？

博士：いわゆる〝デンプンむし歯〟と〝砂糖むし歯〟だ。たとえば、縄文時代や弥生時代には、まったくむし歯がなかったわけではない。骨を見ると、わずかだがむし歯が見つかっている。

つまり、縄文人は、砂糖を食べていないのにむし歯になっているんだよ。それは米や麦などのデンプンが、歯の深い溝に入り込んだことでできてしまったむし歯だ。これは、臼歯の歯の形によるものが多い。だから〝デンプンむし歯〟は、野生のサルや雑食動物のクマでも起こる。一方〝砂糖むし歯〟とは、「ミュータンス菌が砂糖を利用して歯垢を作る。そして歯垢が酸を出す。」という、一般にむし歯の原因論で言われている文明病としてのむし歯だ。ヨーロッパでも、ギリシア時代は、他の諸国と比較してギリシア人の骨にむし歯が多く残っている。これはローマ時代のローマ人にも言えるし、フランスではルイ王朝、イギリスでは産業革命のときの人々にも言えることだ。

チヒロ先生：むし歯は、文明病だったというわけですね。

博士：おもしろい資料がある。図19を見てごらん。これは1945年にアメリカで出版された本を日本語訳して出版されたものだ。この本を見ていると南太平洋の島々では、自然食を食べていた人々には、むし歯がなかった。

ところが、このような島々に文明の波が押し寄せ、食生活が変わってしまった。そうすると図20のように、むし歯・歯周病・不正咬合が増加したと書かれている。

また、「これらの島々の人々にとって、むし歯の痛みが唯一の自殺の原因となる。」とも書かれている。

1章 動物達のおもしろ歯学　15

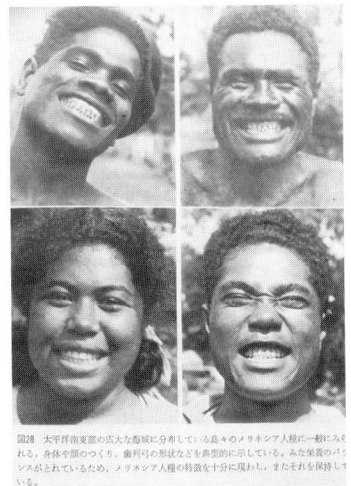

図19　自然食を食べていた人々には、むし歯がない

図20　食生活が変化してむし歯が増えた

(Weston A. Price 著・片山恒夫訳「食生活と身体の退化」豊歯会刊行部 tel. 06-6852-0446)

チヒロ先生：むし歯が、唯一の自殺の原因だなんて考えられないですね。それにしても、博士は、なぜこのようなことに興味があるのですか？

博士：患者さんの治療をしていると、おじいさん、おばあさんでいつまでもきれいな歯をしている人がいる一方で、若いのにむし歯や歯周病で歯を失ってしまう人もいる。この差は、歯みがきなのか？　食生活なのか？　それを知りたい。そこで、伝統的な食べものを食べている人々の、口の中をのぞきに海外へ行って調べてみている。

チヒロ先生：なるほどね。博士はどこの国へ行かれているのですか？

博士：ボクは、モンゴルへ行ってきた。

チヒロ先生：モンゴルといえば、大草原と遊牧民それにチンギス・ハーンで有名ですね。

博士：国土は、日本の約4倍で、80％が草原という国だ。人口は220万人で、そのうち約30％が、遊牧生活を送っている。ゲルに住み、ウマ、ウシ、ヒツジ、ヤギ、ラクダを飼って食料にしている。（図21・22・23・24）

チヒロ先生：どんな食生活をしているのですか？

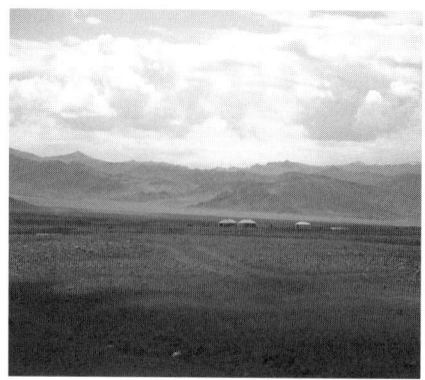
図21　果てしなく広がる大草原

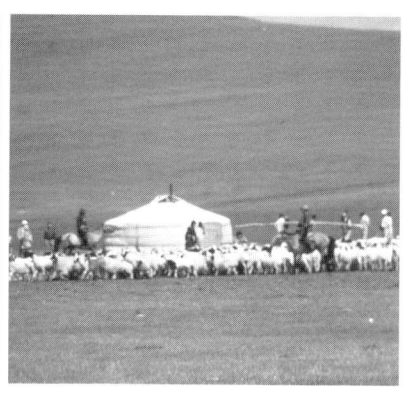
図22　モンゴルでは、大半の人々が遊牧生活を送っている

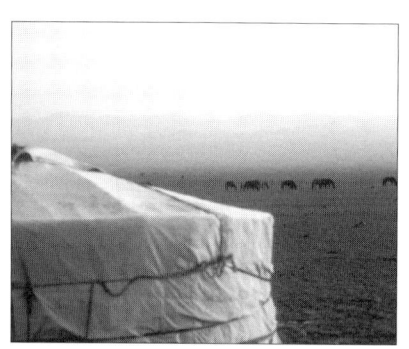
図23　移動式のゲルで生活している

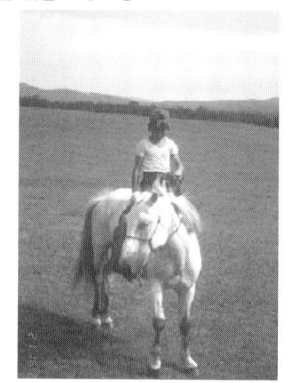
図24　子どもは自転車の代わりに馬に乗る

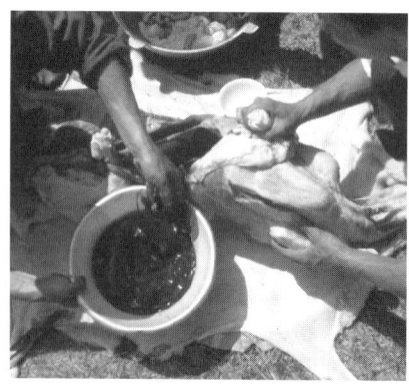
図25　羊が最高のごちそう

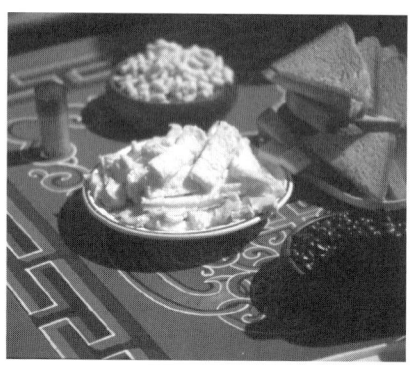
図26　チーズも重要な栄養源

博士：夏は、羊(ひつじ)の肉が主食だ。まず羊を殺し、ナイフで腹を裂(き)き、内臓を取り出す。腸(ちょう)の中身を出し、血液を入れてソーセージにする。それと肉を塩ゆでにするのが最高のごちそうだ。（図25）

一方、冬は乳から作るチーズを多く食べる。（図26）

「栄養」の「養」の字は、「羊を食べる」と書くだろう。この字の起源は、このあたりにあるのかもしれないね。

チヒロ先生：野菜は食べないのですか？

博士：土地がやせているので、野菜はあまりとれない。むしろ、草は家畜が食べるものだ。

チヒロ先生：栄養的には問題ないのですか？

博士：ビタミンやミネラルは、羊の血液から補充(ほじゅう)されているのだろう。羊の頭の先からしっぽの先まで、すべて食べる。一つの生命体を丸ごと食べるから、必要な栄養がすべて含まれるというわけなんだ。

チヒロ先生：むし歯は、どうですか？

博士：遊牧民は、誰もがきれいな歯をしているよ。歯ブラシがないので、みがいたことのない人々がほとんどだ。

チヒロ先生：どうしてきれいなのですか？

博士：食卓にナイフとフォークがないので、骨付き肉を前歯で引きちぎって食べているからだ。（図27）

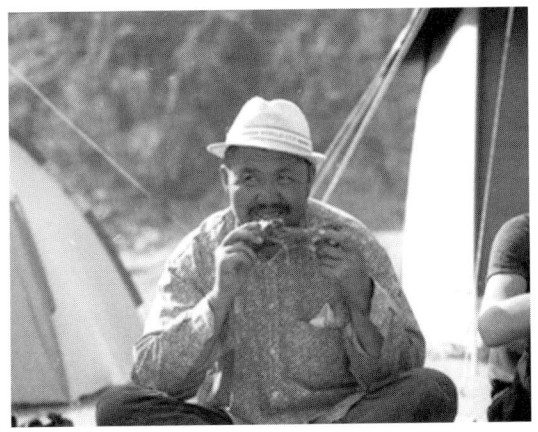

図27　骨付き肉を、前歯でひきちぎって食べる

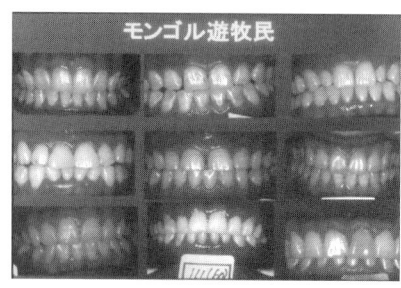
図28 遊牧民は、誰もがきれいな歯をしている

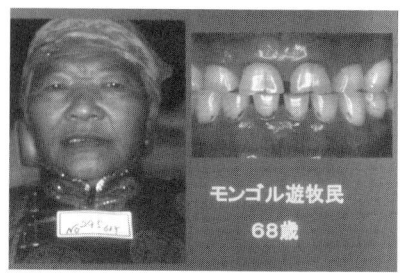
図29 自然のままの食物を食べている、モンゴル遊牧民は歯がきれい

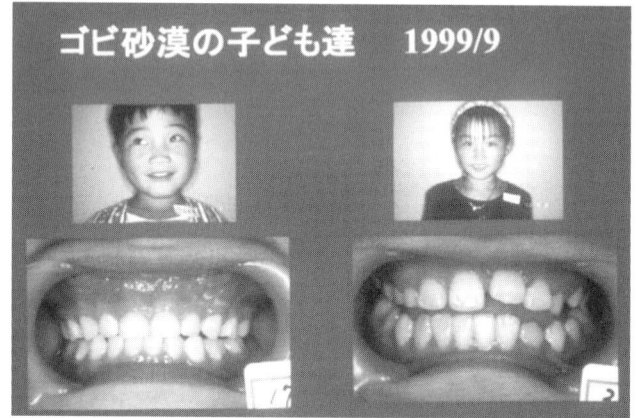
図30 ゴビ砂漠の子どもたち：地方の子どもたちは甘いオカシが手に入らないためにむし歯が少ない

チヒロ先生：前歯は食べものを切る包丁の代わりなのですね。

博士：そう！　ヒトに前歯と臼歯があるのは、まず前歯で食べものを咬み切って、臼歯で嚙みなさいという意味だろう。とにかく遊牧民は、歯や口の機能を最大限に使って食べている。だから歯がきれいなんだ。（図28・29・30）

チヒロ先生：本当に遊牧民の歯って、とってもきれいなのですね。
　　　　　　それでは、都会の人はどうなのですか？

博士：モンゴルは、1992年ソビエト連邦の崩壊とともに、自由主義経済になった。そしてむし歯予防に対する知識のないままの状態で、甘いオカシが入ってきた。（図31）だから、ものすごい勢いでむし歯や歯周

1章　動物達のおもしろ歯学　19

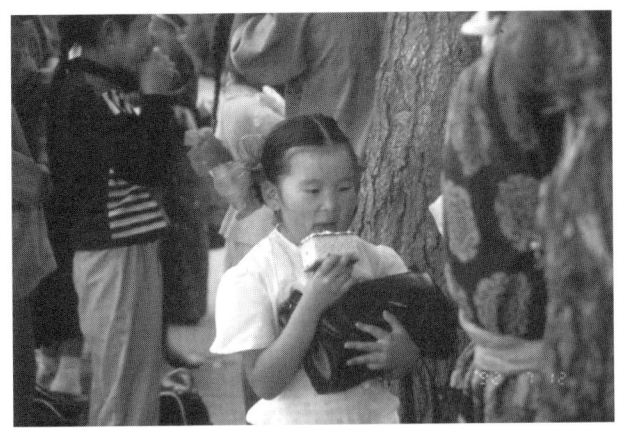

図31　首都のウランバートルでは、甘いオカシが手に入るためむし歯が多い

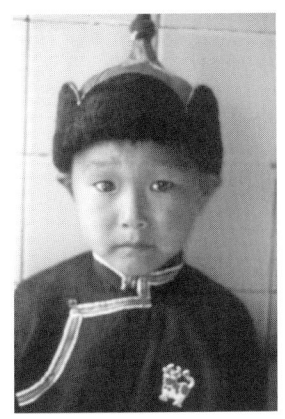

図32　首都に住む6歳児

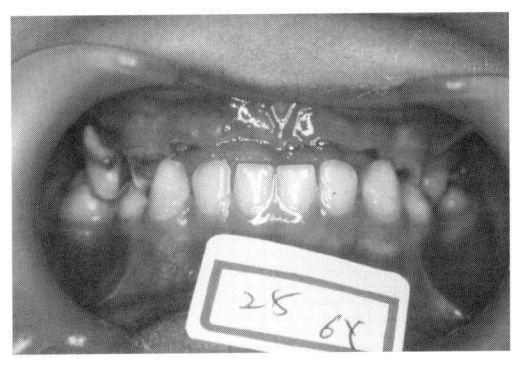

図33　乳歯は、ボロボロのむし歯になっている

病（びょう）が増えている。

チヒロ先生：やっぱり加工食品は、口を汚す元凶（げんきょう）なのですね。

博士：図30は、モンゴルの地方の子どもたちの口の中だ。まだ、甘いオカシが入ってこないので、きれいだろう？　ところが、図32・33は、首都のウランバートルに住む6歳児だが、口の中はむし歯だらけだ。すでに永久歯にも大きな穴が開いてしまっている。

　　歯の治療（ちりょう）の材料は先進国から入ってくるので高級品なんだ。モンゴルの物価は日本の100分の1。日本で1ドルの歯ブラシが、モンゴルで

は100ドルになる計算だ。歯1本の治療費が、3カ月分の給料に相当していた。

チヒロ先生：お金がなかったら、痛い歯は抜くしかないのですね。

博士：残念ながら、それが今のモンゴルの歯科治療の実状なんだ。歯は歯車と同じで、1本抜けたら加速度的にダメになる。

乳歯のむし歯にむし歯が多いと、永久歯でも多くなる。だから、この状態が続くと、この子は30歳前に、1本の歯もなくなってしまうかもしれない。そうなるときっとこの子は、肉を噛めないので二度と遊牧生活に戻れないだろう。

チヒロ先生：食生活の変化は、ヒトの口を大きく変えてしまうのですね。

博士：口は食べものが入る最初の場所だ。だから、その食べものが変われば、体の中で最初に変わるのが口だと思うんだよ。

■世界の国から

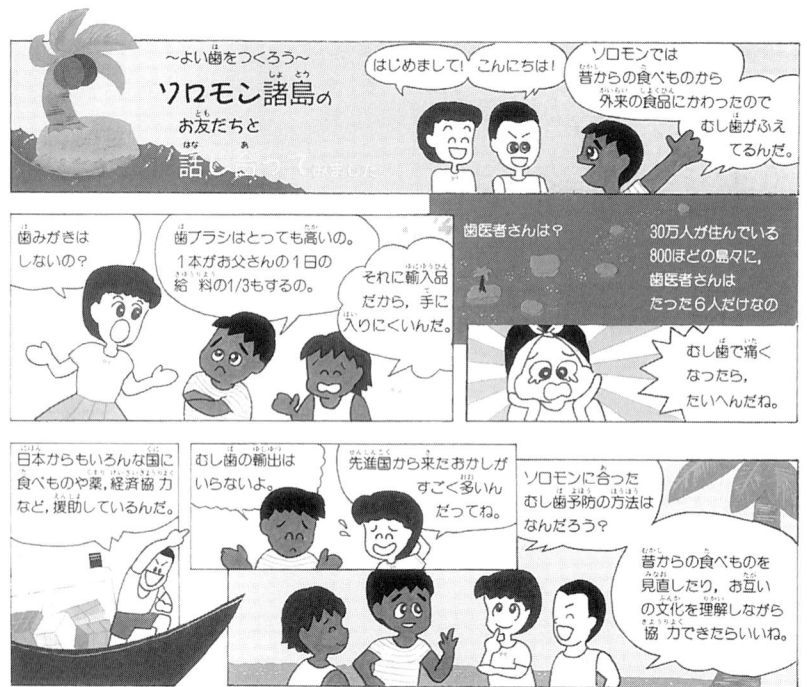

（「のんちゃんたちの口の中探険（下）」大修館書店）

5．サルの死因

チヒロ先生：野生動物の場合、歯を失うと獲物も取れないし、食べることもできないから命に関わると聞きましたけれど、ヒトでは歯が原因で死ぬことなんてないのでしょ？

歯みがき博士：いやいや、それはどうかな。それでは、次の問題だ。

問題5：これは、動物園のサルですが、ある日突然死んでしまいました。動物園の獣医さんも、どうして死んだのかわかりませんでした。このサルは、どうして死んでしまったのでしょうか？

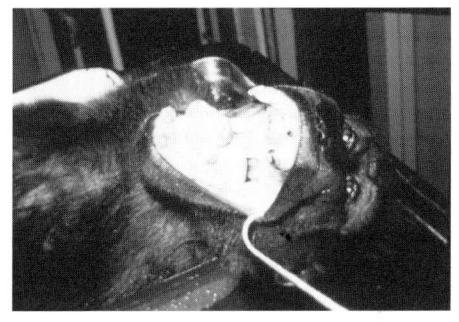

1．むし歯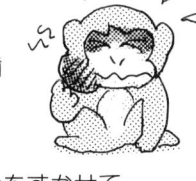

2．おなかをすかせて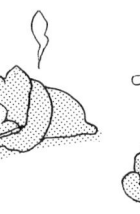

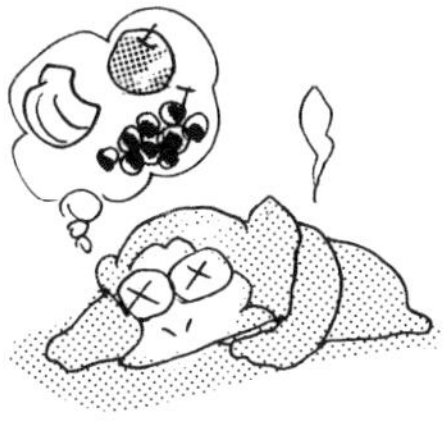

3．下痢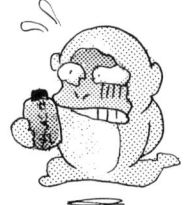

ケンちゃん：３の行楽客が腐った食べものを与えたから、下痢をした。
博士：ブーッ！
チヒロ先生：２の他のサルに、エサをとられて食べものがなくなり、おなかをすかせてしまった。
博士：ブーッ！
ミッちゃん：それじゃ！　行楽客が甘いオカシをサルに与えてむし歯になった。
博士：ピンポーン！！！
ケンちゃん：ウッソー！　まさかむし歯くらいで…。
博士：これは歯の話だろう…。歯の話の本だから、むし歯で死ぬことになっている。
チヒロ先生：そんなばかな…。でも、どうして歯が原因だとわかるのですか？
博士：図34をよく見てごらん。サルの牙が折れているだろう。
ケンちゃん：ホントだー！　それに黒くなっているよ。
博士：歯が折れて、神経が死ぬ。そうすると歯の根の先に膿がたまる。
チヒロ先生：そうか、膿の中のばい菌が血管を通って、体中にまわる。そうするとさまざまな病気の原因になるのですね。

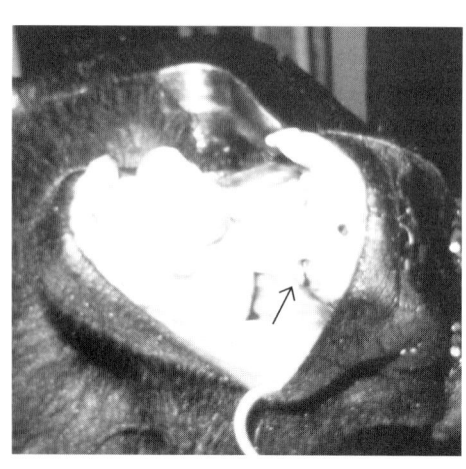
図34　左上の犬歯（牙）が折れて黒くなっている

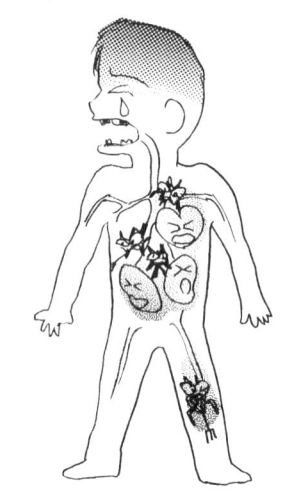
図35　むし歯のばい菌は血管を通って体中をまわり、病気を引き起こす

博士：その菌が、腎臓につくと腎炎、心臓につくと心内膜炎、それにリューマチの原因にもなる。

ミッちゃん：むし歯って恐いみたい。

博士：ヒトの場合でも原因不明の熱などが続いて、いつまでも治らないと、歯が原因の可能性もあるので、小児科から歯医者さんに紹介される。

チヒロ先生：それでどうなるのですか？

博士：歯が原因のケースの場合では、治療をすると、病気が治ることを経験する。

チヒロ先生：歯が原因だったのですね。

ミッちゃん：やっぱり歯も大切な体の一部なのね。

博士：ところで、図36を見てごらん。先ほどのサルの骨だ。犬歯（牙）が折れていることがよくわかるだろう。また、図37は前からみたものだ。歯は、歯冠（歯グキからでている部分）より根は2〜3倍長い。だから根が埋まっている部分の骨は、膨らんでいるだろう。

ケンちゃん：眼のすぐ下まで膨らんでいるよ。

チヒロ先生：サルは牙が発達しているから、根も太くて長いのですね。

博士：次に図38を見てごらん。サルの頭の骨を横から見たところだ。

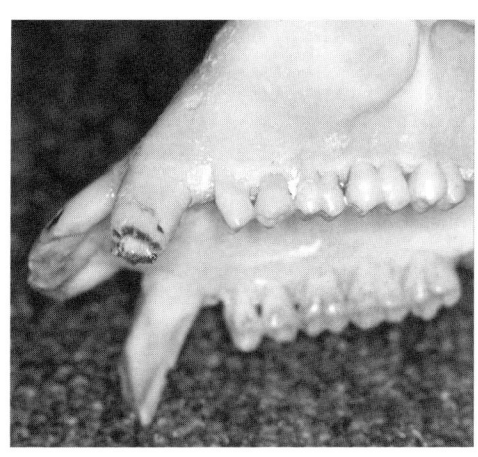

図36 犬歯（牙）が折れ、神経が死んでいる

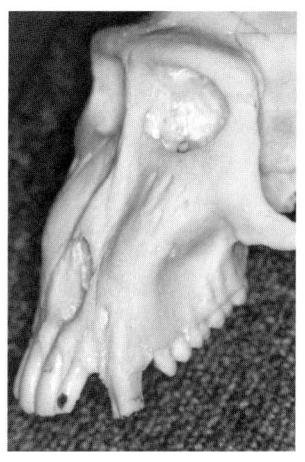

図37 犬歯（牙）の根は長いこのため眼の下の骨まで膨れている

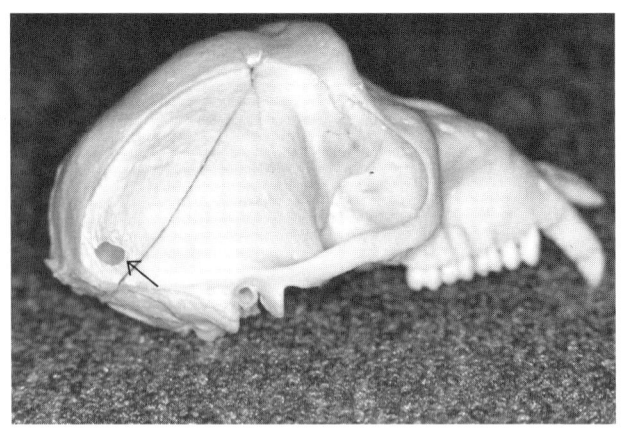
図38 サルの後頭部に穴が開いている

ケンちゃん：アッ！ 頭の骨に穴が開いている。
博士：よく気がついたね！ 獣医さんは、この穴を見つけて、歯が原因で死んだことがわかったそうだ。サルの牙は根が長いので、根の先から脳までの距離が短い。
チヒロ先生：だから、歯根の先のばい菌が、脳に感染したのですね。
博士：脳に炎症があった部分の骨が溶けて、頭の骨に穴があいた。
ミッちゃん：このサル、かわいそう！
ケンちゃん：ヒトだったら、歯医者さんで歯の治療ができるのにね…。
博士：サルの世界では、このように、歯が原因で命を失うことが多いらしい。
チヒロ先生：でも、ヒトでも、こんなことってあるのかしら？
博士：幼稚園の子どもたちを対象に歯の神経まで進んだむし歯（C_3以上）と血液中の白血球数の関係を調べたことがある。
ミッちゃん：ワタシ、知ってる!! 白血球って、ばい菌を退治するのでしょう？
博士：よく知っているね。神経まで進んだむし歯が3本以上ある場合は、1mℓあたり約500個白血球数が多かった。（図39）
つまり、体の中にばい菌が入ってくると、体は、ばい菌を退治するために白血球をたくさん作り出す。
チヒロ先生：白血球が多いということは、むし歯のばい菌が体の中へ入って

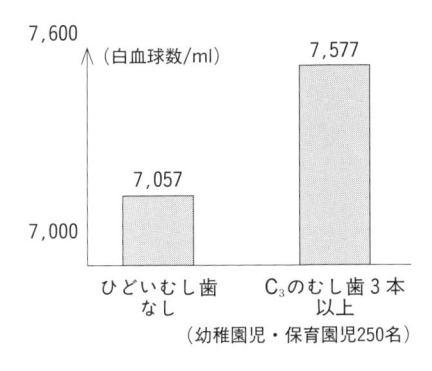

図39 ひどいむし歯の多い子は、白血球の数も多い。

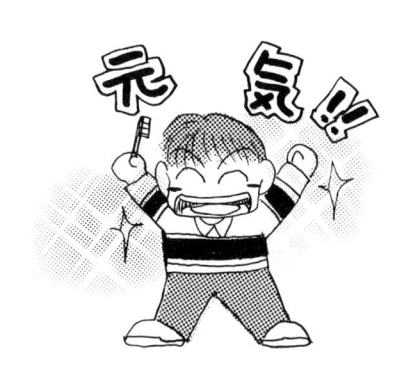

図40 健康は、健口から

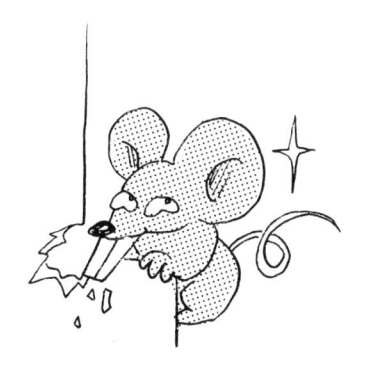

図41 ネズミは前歯が発達している

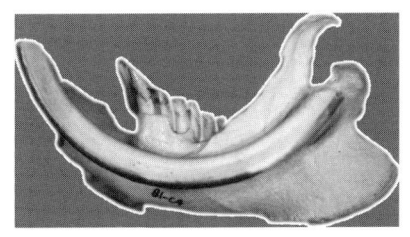

図42 ネズミの下の前歯とアゴを重ねたもの：歯の根が非常に長いことがわかる

　　こようとしているのね。やはり歯は体とつながっているものね。
ケンちゃん：他の動物で歯が原因で困ることあるの？
博士：たくさんあるよ！　たとえば、ネズミやウサギは前歯が非常に発達しているが、上下の前歯が、のみのように鋭く尖っている。
ミッちゃん：ネズミは前歯で、壁をかじって穴を開けるのでしょう。（図41）
博士：ネズミやウサギは、前歯がすり減っても、後からドンドン伸びてくる。
　　　これはネズミの前歯と下アゴを重ね合わせた写真だ。（図42）
ミッちゃん：前歯の根の先が、アゴの骨の後ろの方にまでありますね。
ケンちゃん：伸びてくるなんて、便利だね。

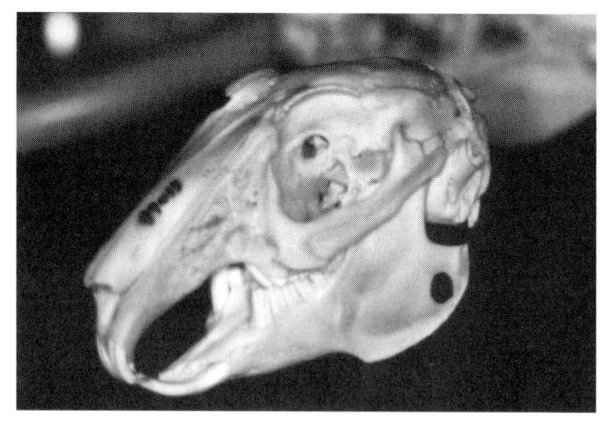

図43 正常なウサギの骨：上下の前歯の先同士が当たっている

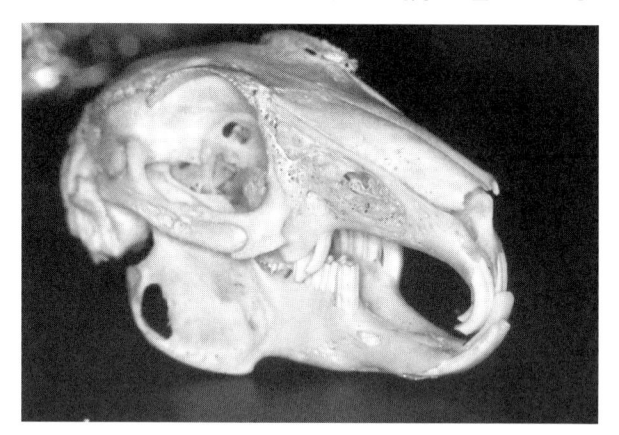

図44 歯が伸びすぎて前歯がずれている

博士：ところがそうでもない。歯がドンドン伸び続けるから、硬いものをかじり続ける必要がある。図43は正常な状態だ。
　　　図44はウサギだが、歯が伸びすぎて前歯がずれてしまったものだ。
ケンちゃん：前歯の先同士が、当たっていないよ。
ミッちゃん：これでは食べることができませんね。
博士：だから、こうなった場合には、獣医さんは、前歯を削って歯の治療をしている。放置すると歯が下アゴにつきささり、食べものを食べれないので、死んでしまう。

6．ウマにゆっくり食べさせる工夫

博士：次は、草を食べる草食動物の話をしよう。

ミッちゃん：草食動物と言えば、ウマやウシですね。

博士：よいウマやウシの見分け方は、アゴが大きいことだ。アゴが大きいウマやウシは食欲旺盛なんだ。

チヒロ先生：アゴが発達しているということは、よい歯で何でも噛めて、健康だということなのね。

博士：やわらかい食べものの影響で、アゴが細くなった現代人とは大違いだね。(図45) ところで一般に草食動物は、他の動物と比べて、歯がよく磨り減る。

ケンちゃん：草は、よく噛む必要があるから磨り減りやすいのだね。

博士：だけどウマの歯の場合、磨り減り方が不均一だと歯の尖った部分で口の中の粘膜を傷つけてしまう。

チヒロ先生：すると、どうなるのですか？

博士：競走馬の場合、食欲に影響してしまう。

ケンちゃん：競走馬が食べられなかったら、早く走れないよね。

博士：だから獣医さんにお願いして、歯にヤスリをかけ、噛み合わせを調整

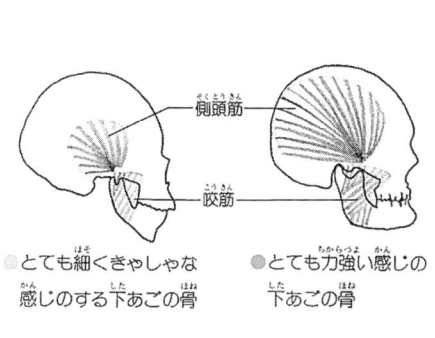

図45　アゴの骨の発育の違い 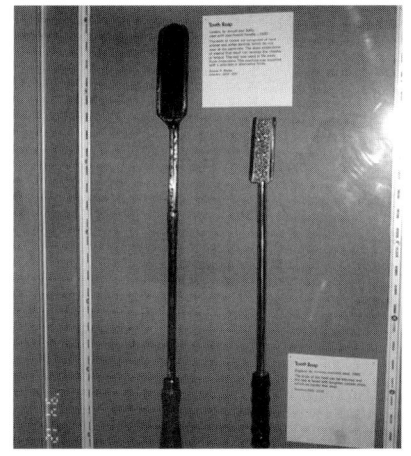　　　　図46　ウマの歯を削るヤスリ

する。（図46）

ミッちゃん：ウマも定期的に歯の
　　チェックをしているのね。

博士：ウマにまつわる食べものの話
　　は多いよ。

ミッちゃん：もっと、たくさん聞き
　　たい！

博士：ここで問題だ。
　　さて、図47は競走馬の食事だ。
　　エサがアミの中に入っていま
　　す。

ケンちゃん：ええっ、これじゃ食べにくいよ！

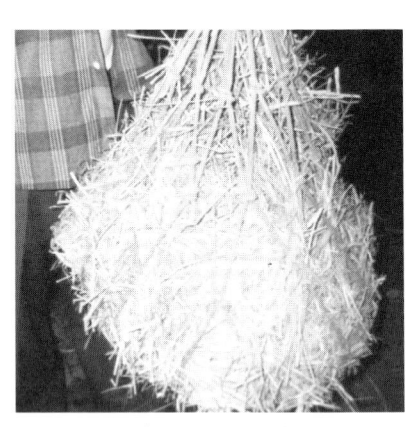

図47　アミの中に入っている競走馬のエサ

問題6：それではどうして、エサをアミの中に入れて食べさせ
　　ているのでしょう？

1. 競争に負けたときの
　　"おしおき"

2. ウマが食べすぎない
　　ようにする

3. ゆっくりよく噛んで
　　食べさせるため

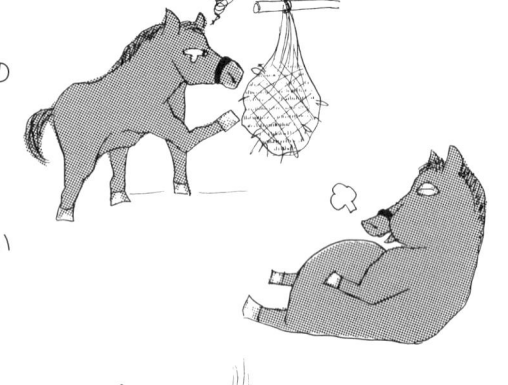

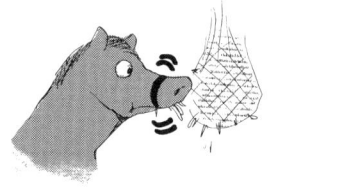

1章　動物達のおもしろ歯学　29

ケンちゃん：ワカッター！　おしおきだー。
博士：ブー。
チヒロ先生：2の食べすぎないようにするではないですか。だって、食べにくいから、たくさんは食べられないでしょう？
博士：これもブー！　正解は、ゆっくり噛んで食べるためにが正解だ。
ミッちゃん：どうしてですか？
博士：そもそも草は栄養に乏しい。だからウマは、1日16時間食べ続けなければ体が維持できないんだよ。
ケンちゃん：オカシだったら、ボク、一日中食べ続けられるよ。
博士：ところが競走馬の場合には、草からの栄養だけではとても走れない。だから競走馬には、栄養たっぷりで消化しやすいペレット状のエサを与える。（図48）
ケンちゃん：それなら走れるね。
博士：でもね、ウマにとっては、栄養面よりも、ゆっくり噛んで食べることが大事なのだ。

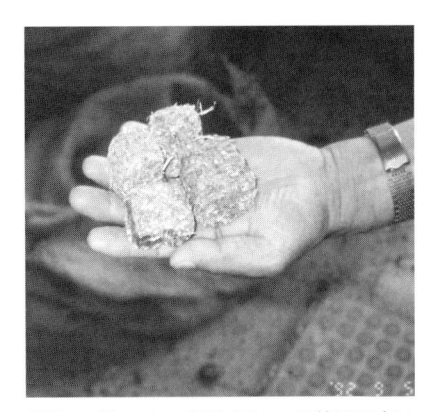

図48　ペレット：競走馬は、栄養価の高い配合飼料を食べている。ウマにとっては、早く食べることがストレスにつながる。

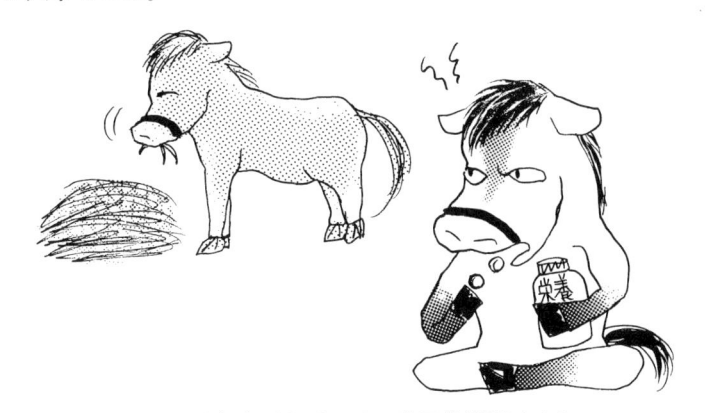

図49　満腹感は得られても、満足感が得られない

ケンちゃん：小さな食べものだと、嚙まなくても簡単に飲み込んでしまうことができる。

チヒロ先生：ウマにとっては、満腹感は得られても、満足感が得られないのね。

博士：自分が食べ終えても、他のウマが食べ続けていると、ストレスを感じるらしい。イライラして厩舎に嚙みついたり、調教師にあたる。

ケンちゃん：ボクもお腹がすいたらイライラするよ。

チヒロ先生：調教どころではなくなりますね。

博士：だから、サカナの網にエサを入れて与えるというわけだ。

チヒロ先生：食べにくくさせることで、ゆっくり食事を楽しむことができるのね。

博士：他にも飼い葉桶の中に大きな石ころを入れて、食べにくくさせる。（図50）

チヒロ先生：おもしろいですね。

博士：ウマだって、ゆっくり嚙んで食べることで満足する。

チヒロ先生：忙しい現代社会、ウマに見習うべきことがたくさんありそうですね。

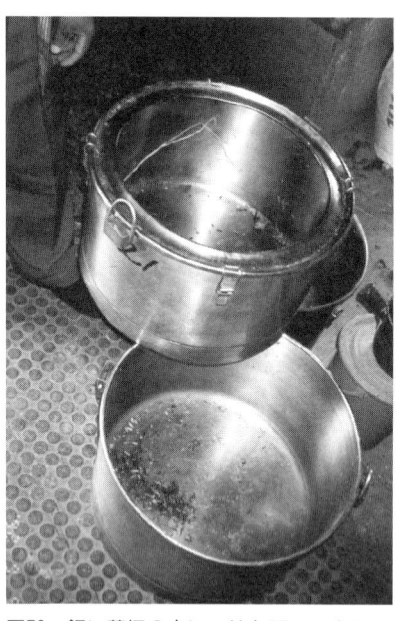

図50　飼い葉桶の中にエサと石ころを入れて食べにくくする

7．ウマとウシの前歯の違い

歯みがき博士：ウマの年齢(ねんれい)は、歯からわかるんだよ。

チヒロ先生：木の年輪みたいにですか？（図51）

博士：そう！　ウマの場合、前歯の減り方から推定できる。

チヒロ先生：年齢によって前歯の減り方が違いますね。

博士：ウマは1年の間に約2ミリも歯が磨(す)り減(へ)るんだ。

ケンちゃん：草食動物にとって歯は、とっても大切なものなんだね。

博士：草食動物の話が出たところで、クイズを出してみよう！

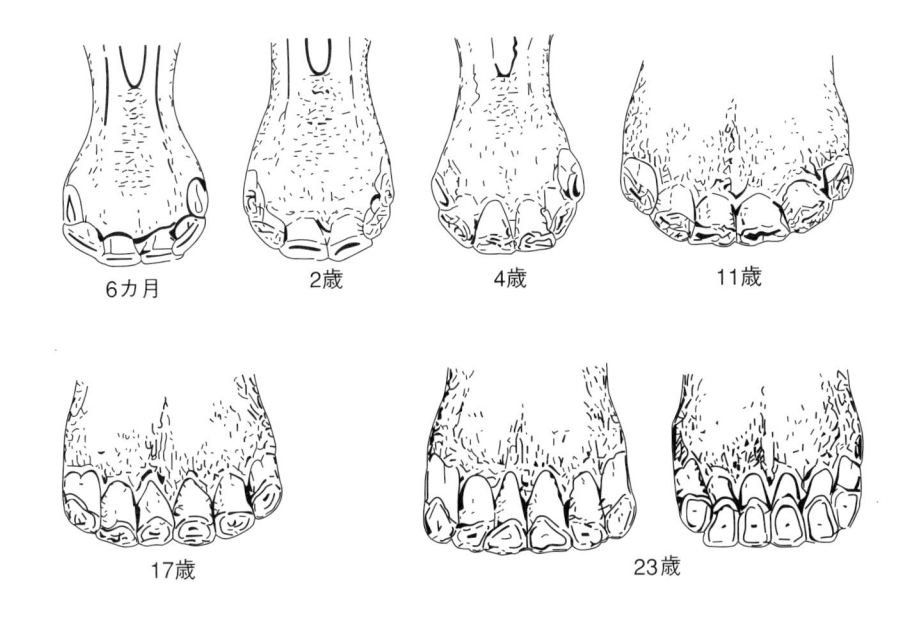

6カ月　　2歳　　4歳　　11歳

17歳　　23歳

図51　ウマの前歯の嚙みあわせ、この部分を見て年齢を推定する

問題7：ウマとウシ、両者は草食動物だ。しかし、片方は短い草が好物で、もう一方は長い草を好んで食べる。さて短い草を好むのは、ウシだろうか？　それともウマだろうか？　線で結んでみよう！

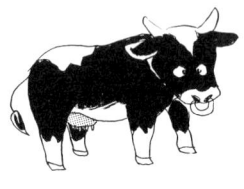

1．ウシ

A．短かい草

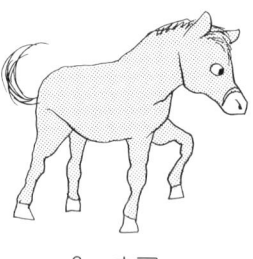

2．ウマ

B．長い草

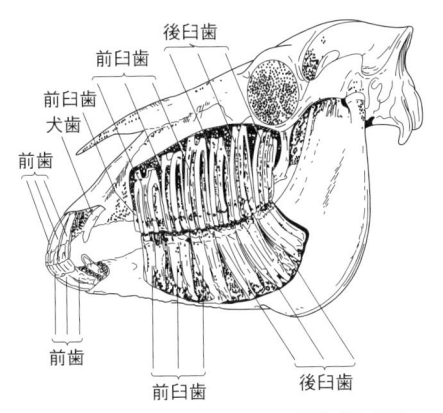

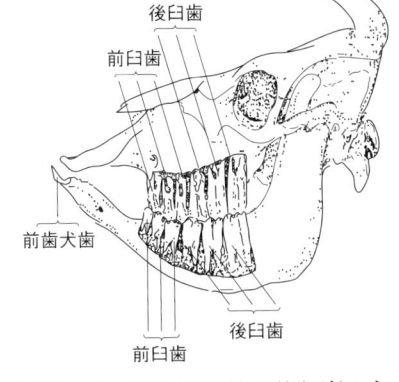

図52 ウマのアゴの骨（上下の前歯がある）　図53 ウシのアゴの骨（上の前歯がない）

チヒロ先生：同じ草食動物でも、食べる草って違うのですか？
博士：もちろん。ウマは短い草を好み、ウシは長い草を好む。
ミッちゃん：どうして？
博士：この違いは、ウマ（図52）とウシ（図53）の歯の違いからきている。
ミッちゃん：ウマもウシも草食動物だから臼歯が発達しているのでしょう。
博士：ところがウシとウマの前歯には大きな違いがある。
　　　普通、ヒトでもライオン等の肉食動物でも、ネズミの仲間でも上と下に前歯があるだろう。草食動物でもウマの仲間（奇蹄類　ひずめが奇数：ウマ・ロバ・サイ）には、上下に前歯がある。（図54）
　　　ところがウシの仲間（偶蹄類　ひずめが偶数の動物：ウシ・ヤギ・ヒツジ・ラクダ・キリン）には、下の前歯はあるが、上の前歯がない動物もいる。
チヒロ先生：動物にとって前歯は、手の代わりの道具になっているのでしたね。
博士：ウマは、上下の前歯の先同士が当たり（切端咬合）、ちょうど毛抜きのようにして草を引き抜く。（図55）くちびるも器用に動き、草をより分ける。ところがウシには上の前歯がない。
ケンちゃん：上の前歯がなかったら、引きちぎって食べられないよ。
博士：ウシの仲間は上の前歯がないが、代わりに硬い板（歯板：しばん）が

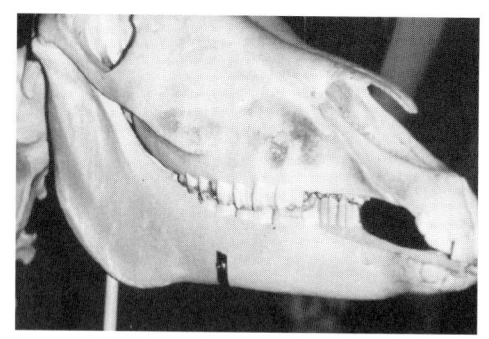

図54 ウマの前歯は先同士が当たっている

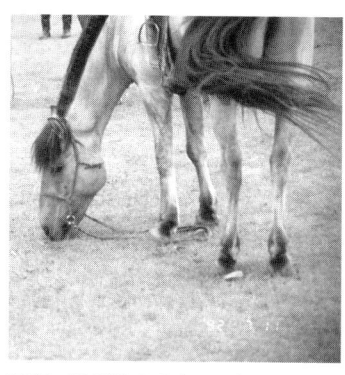

図55 切端咬合のウマは短い草を引き抜いて食べる

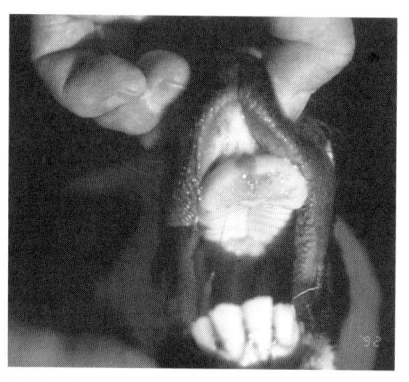

図56 ウシの仲間の羊は、上アゴの前歯の代わりに歯板が存在する

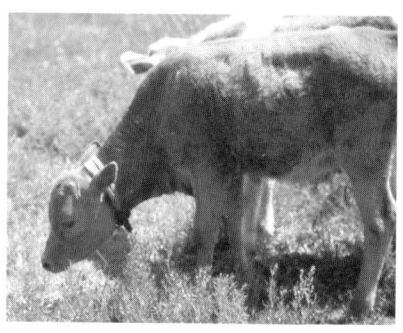

図57 ウシは長い舌で草を巻き付け、歯板を"まな板"、下アゴの前歯を"包丁"のように利用し食べる

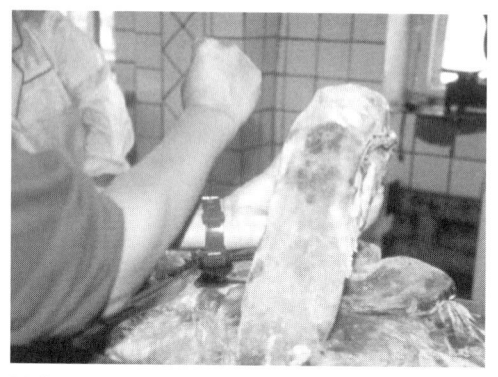

図58 ウシの舌 大きな筋肉のかたまりとなっている

ある。(図56) ウシは発達した舌で、長い草を巻き付け引っ張り、上アゴの歯板を〝まな板〟、下アゴの前歯を〝包丁〟のように利用し切り取る。(図57)

ミッちゃん：ウシは、上の前歯がない代わりに舌が発達しているのね。(図58)

博士：ところでケンちゃんは、焼肉をよく食べに行くかい？

ケンちゃん：お肉とっても好き。

博士：焼肉屋さんでタンを注文するだろう。

ケンちゃん：タンって舌のことだね。ボク大好き！

チヒロ先生：牛タンがおいしいのは、よく使う筋肉だからね。

博士：サカナでも引きの強いサカナほど口元がおいしいと言うよ。

ケンちゃん：発達した筋肉というのは、おいしいのだね。

チヒロ先生：そう言えば、同じ草食動物でもウシは胃が発達していて、ウマは大腸（盲腸）が発達しているって聞いたことあります。

博士：よく知っているね。それじゃあ、それに関係する話をしようか。草には、体を構成するたんぱく質がほとんど含まれていない。それなのに、どうして牛は乳を出し、肉ができたりするのだろう？

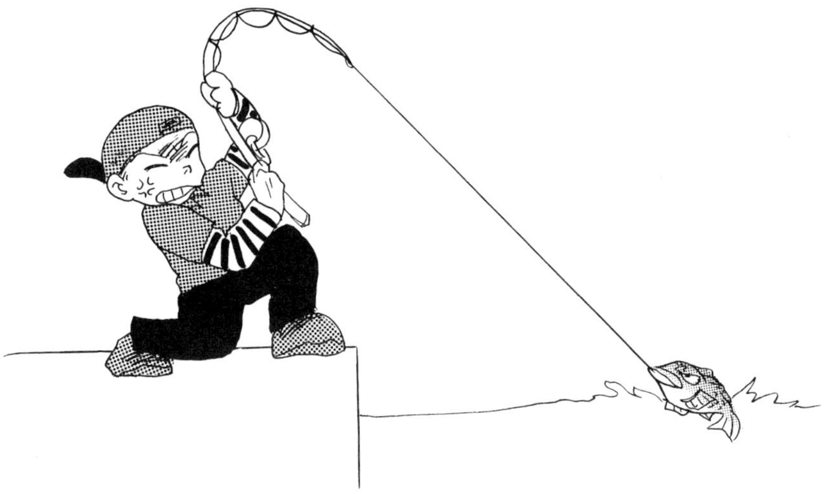

図59　引きの強いサカナは、口元がおいしい

チヒロ先生：そのことは、胃や大腸（だいちょう）の発達と関係あるのですか？

博士：そうだよ。ウシには胃袋が4つあり、なかでも最初の胃（ルーメン）がとっても大きくドラム缶1本くらいある。

ウシが草を食べるとまず第1胃に入る。そしてその胃から、また口に戻して噛み続け、ツバと混ぜ合わせてまた飲み込み、第1胃に戻る（反芻（はんすう））。草に含まれる硬い繊維（せんい）（セルロース）をこのようにして細かくすることによって、胃の中の微生物（びせいぶつ）が住みやすい環境になる。つまり、第1～3胃は巨大な醗酵（はっこう）タンクとなり微生物の数が多くなる。

そして4番目の胃で、胃液によって微生物が消化され、たんぱく質となり吸収される。（図60）

チヒロ先生：第4番目の胃が、ヒトの胃と同じ作用をするのね。

そして私たちが飲む牛乳は、微生物の体を作っているたんぱく質からできているのね。

博士：ちなみに、焼肉屋さんのメニューに〝ミノ〞があるだろう。これが第1胃、ハチノスが第2胃、センマイが第3胃だ。

チヒロ先生：ミノに歯ごたえがあるのは、強い筋肉だからなのですね。

博士：同じように、ウマは大腸（盲腸）が発達していて、そこで微生物を利用している。

ところでおもしろいことに2本のツノがある動物は、ほとんどが反芻（はんすう）動物だ。ウシやシカ、それにキリンも反芻する。さらにおもしろいこ

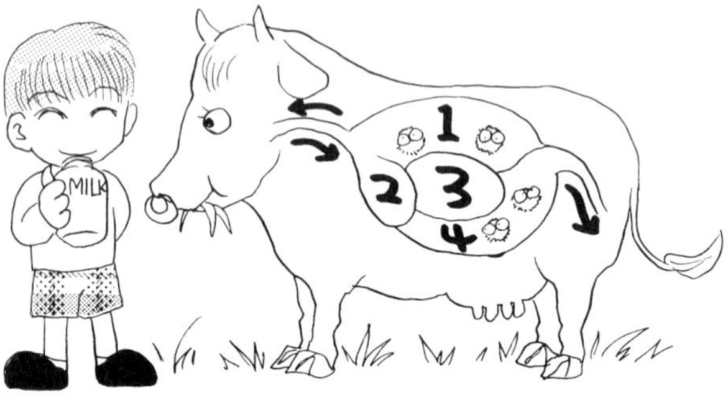

図60 ウシは4つの胃で硬い草を消化する

とに、ツノのある動物には、牙がない。(図61・62)

チヒロ先生：ツノも牙も、他の動物を威嚇(いかく)する武器だから、ツノがあると牙がないのね。

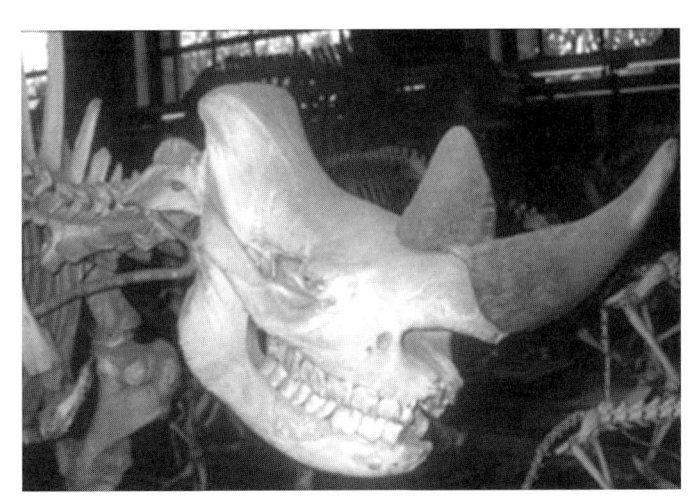

(サイ)

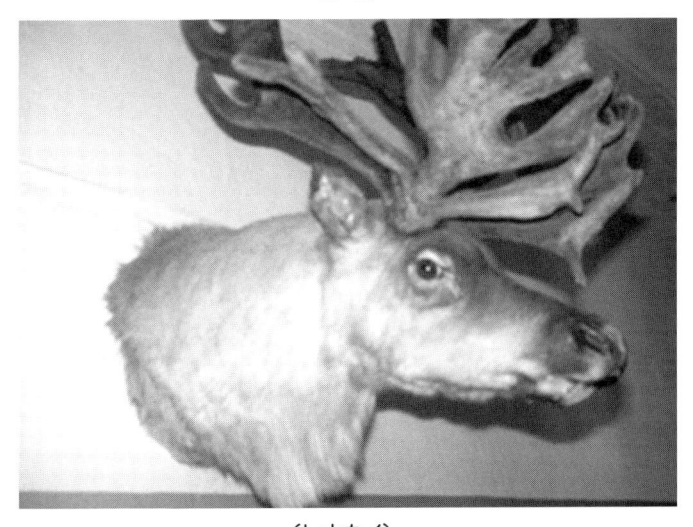

(トナカイ)

図61・62　ツノのある動物には、牙がない。ツノも牙も、他の動物を威嚇する武器だからである

8．あるロバのヒミツ

歯みがき博士：草食動物のとっておきのおもしろい話をしよう。まず問題だ。

さて、この写真は、ロバの剥製(はくせい)だ。このロバは"あること"でたいへん有名だ。（図63）

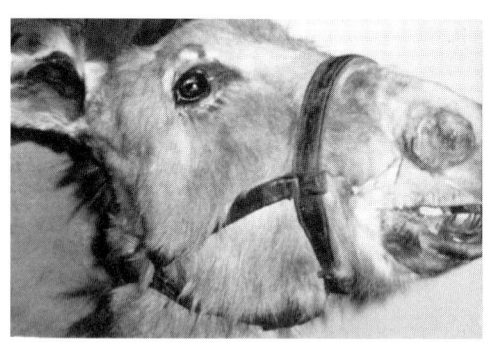

図63　あることで有名な"ロバ"

問題8：さて、その"あること"とは、以下のうちのどれでしょう？

1．歯みがきができるロバ

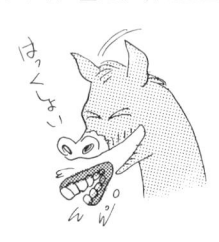

2．足し算ができるロバ

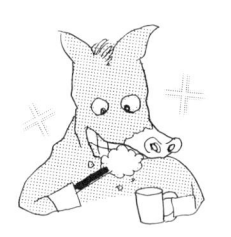

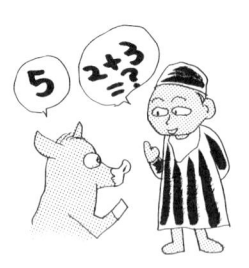

3．入れ歯を入れたロバ

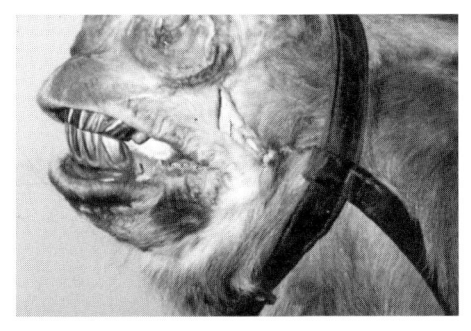

図64　世界で初めて入れ歯を入れたロバ

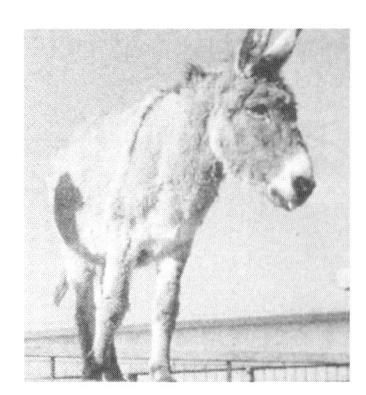

図65　若い頃の一文字号

ケンちゃん：ボクは、歯みがきができるロバだと思う。
ミッちゃん：それじゃ、ワタシは、入れ歯を入れたロバ！
博士：ミッちゃんが正解だ。
ケンちゃん：ロバが入れ歯を入れるなんて、うそみたい。
チヒロ先生：このロバについて、くわしく教えてください。
博士：このロバの名前は〝一文字号〟、世界で初めて入れ歯を入れたロバだ。（図64）
チヒロ先生：どうして、入れ歯を入れることになったのですか。
博士：このロバは、1934年、北京の郊外で生まれた。（図65）
　　　日本軍の物資輸送で活躍したとのことで、1939年に上野動物園に送られてきた。戦後、動物園で、子どもたちを乗せた馬車を引いて人気を集めていたが、1963年のある日、ポップコーンを喉に詰まらせて死にそうになった。喉に詰まらせた原因、それは歯が悪かったことだ。
　　　1934年生まれで、1963年のことだからロバの年齢は29歳だね。
　　　ところでロバは、1年に何歳くらい年をとるのだと思う？
ミッちゃん：人間と同じではないのですか？
博士：ロバは、1年に3回、歳をとる。
ケンちゃん：29歳×3回だったら、ヒトだったら約90歳以上になるね。
チヒロ先生：歯が悪くてもおかしくない歳ですね。
博士：当時の動物園の方々は、なんとかロバをもう一度噛めるようにしてや

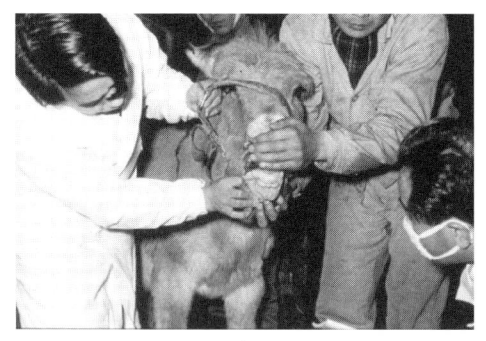

図66　ロバの歯科検診

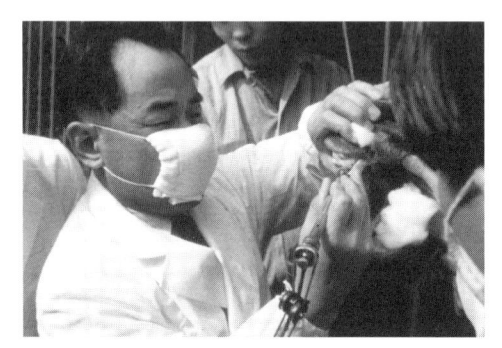

図67　ロバの歯を削り、入れ歯を入れやすくしている

　　　りたいと思い、東京中の歯科医や歯科大学に連絡し、ロバの入れ歯を作ってくれる歯科医を捜した。
ミッちゃん：すぐに見つかったの？？？
ケンちゃん：ロバに入れ歯なんて…。できるのかなあ？
博士：ロバの治療をしてくれる歯科医は簡単に見つからなかった。
　　　「それでは私が…」と名乗りをあげたのが、東京医科歯科大学に勤務しておられた故石上健次先生。後に昭和天皇の御殿医をもされた名医だ。
チヒロ先生：きっと、上手な先生だったのでしょうね。
博士：ロバの治療の様子を教えていただくため、先生の診療室へおじゃましたことがある。先生は、当時の写真を1枚1枚感慨深げに眺めながら、苦労話を語ってくださった。

チヒロ先生：わざわざ先生に会いにいかれたのですね。

博士：ロバの歯の検診をしたところ、入れ歯を入れるために不都合な歯があったそうだ。（図66）しかしその歯を抜くと、高齢のためにショックを起こす可能性があった。そこで歯を抜く代わりに歯を削った。（図67）

ケンちゃん：ヘエー！

博士：次に、歯の型を採ろうとしたが、大きな歯型を採る道具（トレー）がないので、歯科の材料会社にお願いして、特製のものを作っていただいた。

ケンちゃん：歯型を採る材料（印象材）を口の中に入れて、ロバは嫌がらなかったのかなあ？

博士：意外と材料（印象材）のにおいが気に入ったのか、固まるのをおとなしくじっと待っていたとのことだった。（図68）

ミッちゃん：おりこうなロバだったのね。

博士：むしろたいへんだったのが、歯の噛み合わせの高さを決めるときだった。

チヒロ先生：噛み合わせが高い入れ歯をいれると、噛めないだけでなく、すぐに壊れてしまうでしょうね。

ケンちゃん：ロバは、何も言ってくれないものね。

博士：ロバの顔の長さは40センチもある。この状態で噛み合わせの高さを決めるのが至難の技だった。（図69）

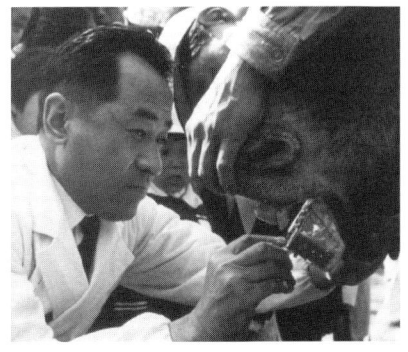

図68　入れ歯の型を採っている

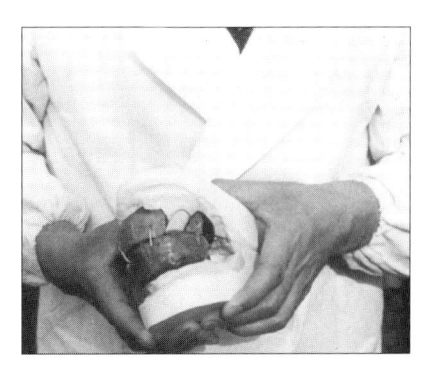

図69　入れ歯の高さを決める

チヒロ先生：へー、難しそう！
博士：次は、入れ歯の歯の部分だ。人間の場合、あらかじめ人工的（じんこうてき）に作られた歯がある。
ミッちゃん：ロバにはないのですか？
博士：そこで他のロバの口元を写真に撮り、1本ずつ歯をロウで型を作ってやっとのことで入れ歯は完成した。（図70・71）
ケンちゃん：ヤッター！
ミッちゃん：でも、本当にロバが入れ歯を入れてくれるの？
博士：その心配は無用だったんだよ。ロバは入れ歯を入れた数分後、草を食

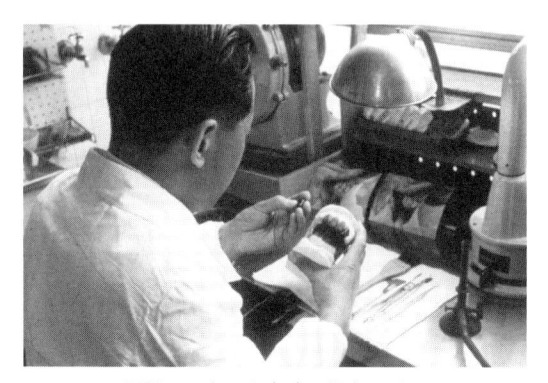

図70　ロウで1本ずつ歯をつくる

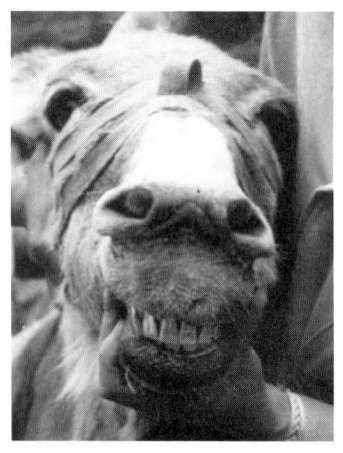

図71　入れ歯を入れたところ

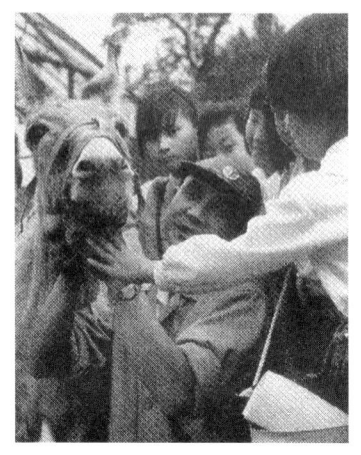

図72　元気になった一文字号

一文字号の義歯装着前後における健康状態の比較
補綴歯誌 9 巻 1 号別冊

	装着前	装着後
食物	豆乳を混じ粥状にした。残餌 1/3	固形混合食となる 残餌なし（豆乳は別にした）
気力	草を嚙み切る意欲なし	好んで嚙み切る 羊にかみつく
体の変化	腹部にたるみがあった。	腹部にたるみがなくなり しまってきた
馬ふん	牛ふんのようにグシャグシャしていた	固形ふんにかわり コロコロしてきた

図73 入れ歯を入れる前後の健康状態

べ始め、誰もが喜んだ。（図72）

ミッちゃん：よかったね！

チヒロ先生：野生動物は、歯を失うと生命にかかわると言われますが、ロバの一文字号は、入れ歯を入れることによって健康を取り戻したわけですね。（図73）
とってもほほえましい話ですね。

ケンちゃん：ロバは、入れ歯を入れた後、どのくらい長生きしたのですか？

博士：それが、残念ながら、3年後に亡くなったんだ。

チヒロ先生：たった3年ですか…。

博士：ところが、そういうことでもないらしい…。元気になりすぎたことが災いしたんだ。

チヒロ先生：どうしてですか？

博士：実はこのロバ、羊と一緒に飼われていた。ある日、羊が柵を跳び越えたのを見て、自分も越えようと思ったらしい。そこで、跳び越えようとした。ところが、柵に足を引っかけ転倒した。これが原因で腸ねん転で死亡した。

チヒロ先生：柵を跳び越えなければ、天寿をまっとうできたかもしれないのね。やはり、元気になっていたのね。

9．入れ歯でイチゴは食べにくい？

歯みがき博士：このロバの入れ歯の話を子どもたちに話すときには、気をつけなければならないことがある。

チヒロ先生：どんなことですか？

博士：入れ歯で、何でも嚙めるわけではないということだ。
そこで問題だ。

問題9：自分の歯で「100」嚙めるとしたら、総入れ歯では次のどのくらい嚙めると思う？

1．100%　　2．80%　　3．60%
4．40%　　5．20%

ケンちゃん：エッ！　100%ではないの……。

ミッちゃん：半分くらいかな？

博士：実は、5の20%が正解だ。

チヒロ先生：1／5しか嚙めないのですね。

博士：続けてもう一問。

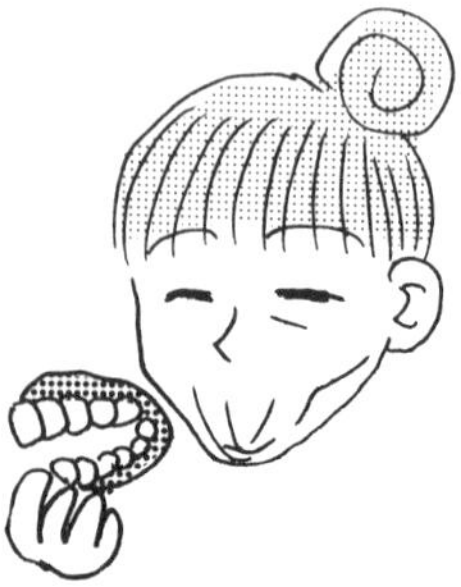

図74　入れ歯を入れる前

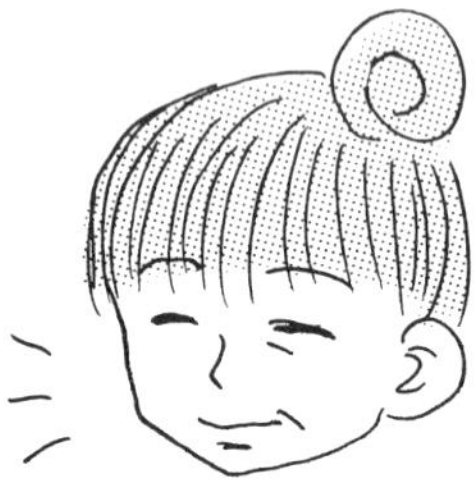

図75　入れ歯を入れた後（入れ歯を入れると表情も変わる）

1章　動物達のおもしろ歯学

問題10：さて、総入れ歯で食べることのできるのは、次のうちどれだろう？

1. ステーキ

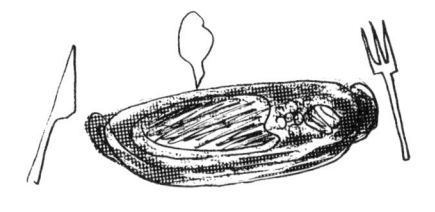

2. 堅焼きせんべい

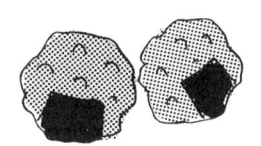

3. リンゴの丸かじり

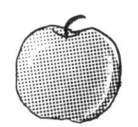

4. たくあん

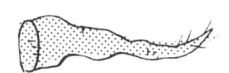

5. 巻き寿司

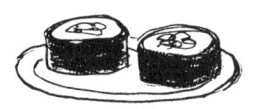

6. お餅

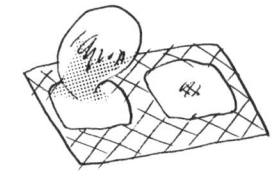

7. イチゴ

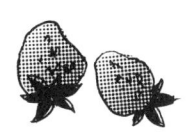

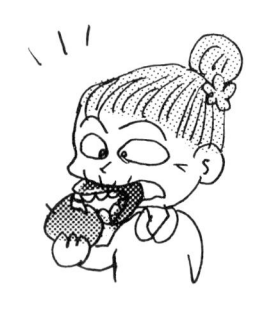

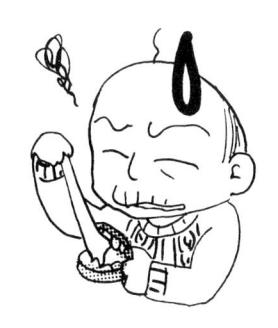

図76　リンゴをかじると入れ歯がはずれる　　図77　お餅は入れ歯にくっついてしまう

チヒロ先生：まず、ステーキは無理でしょうね。それに堅焼きせんべいも…。
博士：年をとるとステーキを見たら、おいしそうだ！　と思う前に固そうだと思うようになるそうだ。リンゴをかじろうとすれば、総入れ歯がはずれてしまう。（図76）
チヒロ先生：タクアンは細かく切らないと無理でしょうね。でも、巻き寿司だったら食べられるのではないですか？
博士：巻き寿司の海苔が総入れ歯にくっついて食べにくい。それに入れ歯は熱を通さないので、熱いお茶を飲むときに気をつけないと火傷をする。
チヒロ先生：お餅は食べられるでしょう？
博士：お餅は入れ歯にくっつくから食べにくい。（図77）
チヒロ先生：だったら、チューインガムもだめでしょうね。さすがにイチゴは、大丈夫でしょう。
博士：ブッー！　イチゴも食べにくいんだ。
チヒロ先生：でもイチゴって、やわらかいですよ。
博士：イチゴには表面に小さな種があるだろう。あの種が入れ歯と歯グキの間に入ったら痛くて食べられないんだ。（図78）
　　　同じことがイチジクでも言える。
チヒロ先生：イチゴも食べられないのですか？　歯が悪いと、大好物のものも食べられなくなるのですね。
博士：総入れ歯は、自分の歯と比べて約20％しか噛むことができない。
チヒロ先生：やはり、自分の歯に優るものはないのですね。

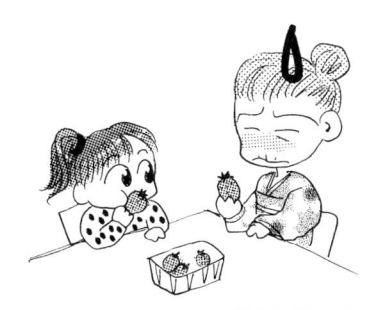

図78 総入れ歯でイチゴは食べにくい

10. クチバシの話

ケンちゃん：ボク、もう一つ質問があるのだけど…。
歯みがき博士：どんな質問だい？
ケンちゃん：ボクはトリが好きなんだ。トリは、歯がないから嚙まずに飲み込むんだよね。
チヒロ先生：ヒトだったら、丸呑み食べしたら消化不良でおなかが痛くなってしまいますね。
ケンちゃん：どうしてトリは、嚙まなくても平気なの？
博士：トリは、歯の代わりにお腹に砂の入っている袋（砂嚢）を持っているんだよ。
チヒロ先生：砂を利用して食べものを砕くのね。
博士：ちなみに、焼き鳥屋では、砂肝・砂ズリと呼ばれる部分だ。
チヒロ先生：トリと言えば〝クチバシ〟がありますね。
博士：トリは、獲物を捕らえるために〝くちびる〟を〝クチバシ〟に進化させた。
ケンちゃん：そうか、〝クチバシ〟は〝くちびる〟だったのか。
博士：たとえばキツツキは、クチバシで木に穴をあけて、中の昆虫を食べる。
博士：ミヤコドリはクチバシを差し込み、貝のフタをこじ開ける。
チヒロ先生：クチバシは手の代わりでもあるのね。
博士：一口にクチバシといっても、トリによってさまざまなクチバシの形や役割がある。そこで問題だ。

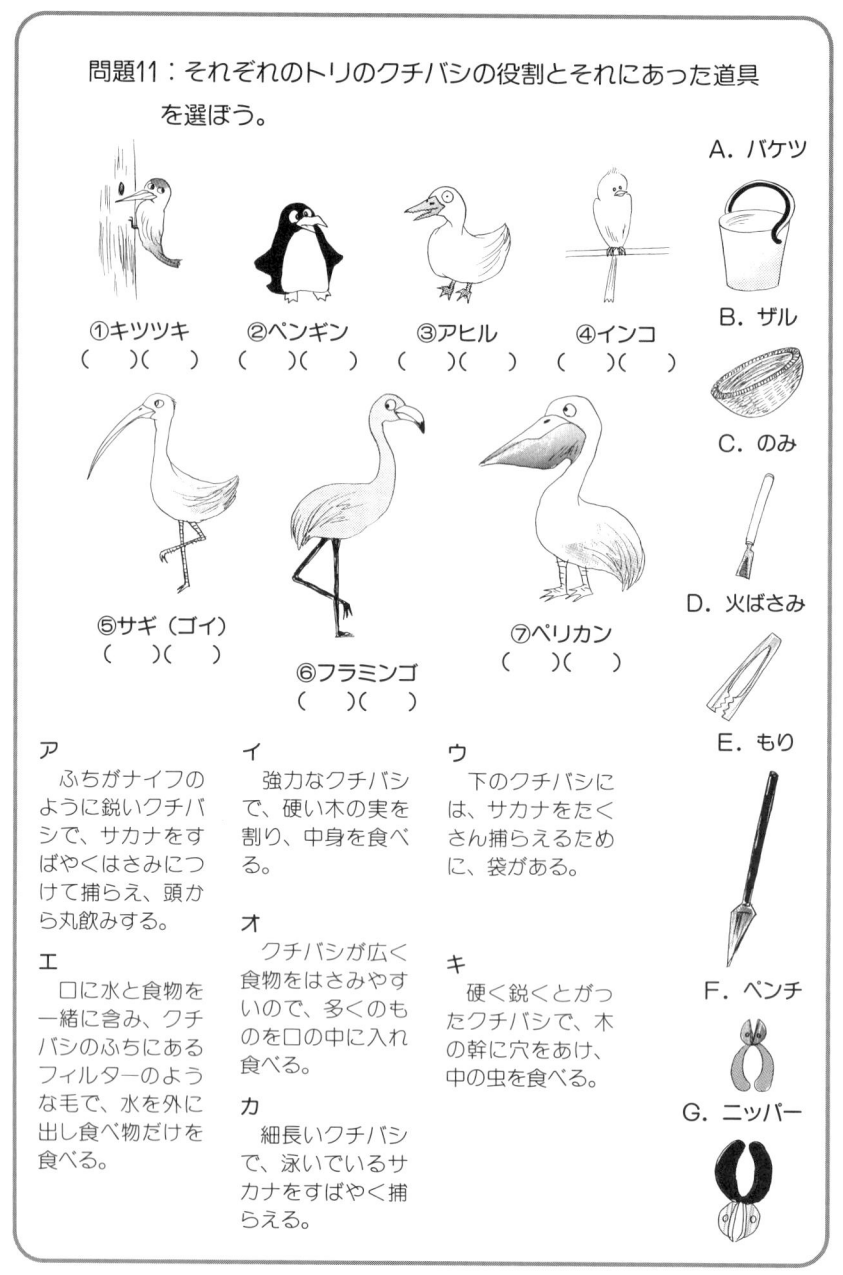

問題11：それぞれのトリのクチバシの役割とそれにあった道具を選ぼう。

①キツツキ　（　）（　）
②ペンギン　（　）（　）
③アヒル　（　）（　）
④インコ　（　）（　）
⑤サギ（ゴイ）（　）（　）
⑥フラミンゴ（　）（　）
⑦ペリカン　（　）（　）

A．バケツ
B．ザル
C．のみ
D．火ばさみ
E．もり
F．ペンチ
G．ニッパー

ア　ふちがナイフのように鋭いクチバシで、サカナをすばやくはさみにつけて捕らえ、頭から丸飲みする。

イ　強力なクチバシで、硬い木の実を割り、中身を食べる。

ウ　下のクチバシには、サカナをたくさん捕らえるために、袋がある。

エ　口に水と食物を一緒に含み、クチバシのふちにあるフィルターのような毛で、水を外に出し食べ物だけを食べる。

オ　クチバシが広く食物をはさみやすいので、多くのものを口の中に入れ食べる。

カ　細長いクチバシで、泳いでいるサカナをすばやく捕らえる。

キ　硬く鋭くとがったクチバシで、木の幹に穴をあけ、中の虫を食べる。

（答え：①―キ、C　②―ア、G　③―オ、D　④―イ、F　⑤―カ、E　⑥―エ、B　⑦―ウ、A）

1章　動物達のおもしろ歯学　49

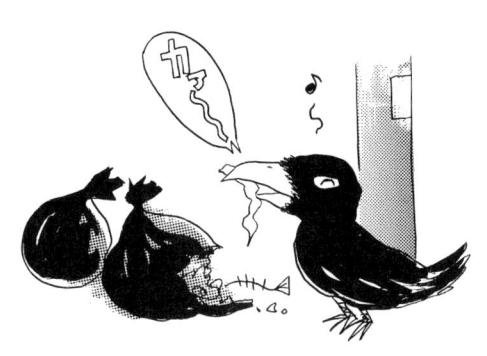

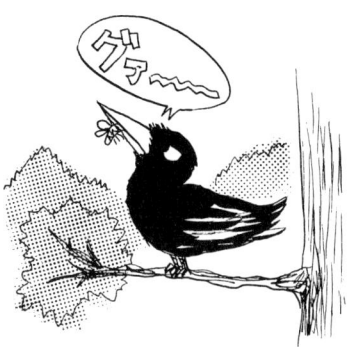

図79　ハシブトガラス：都会に住み、ゴミ袋をあさる

図80　ハシボソガラス：昆虫を食べるためクチバシが細い

チヒロ先生：一口にクチバシといってもいろいろな役割があるのね。

博士：そう言えば、カラスはクチバシの太さによって、種類が異なり、食べものも違うんだ。

チヒロ先生：初めて聞きました。

博士：大都会に住み、ゴミをあさるカラスはハシブトカラス。名前の通りクチバシが太い。太いクチバシで、ゴミ袋を引き裂いて残飯をあさる。一方、スマートなクチバシを持つハシボソカラスは、森に住みネズミや昆虫を丸飲みする。

チヒロ先生：ゴミ袋を引き裂くためには、クチバシが太い方が有利なのね。

博士：逆に昆虫を食べるときは、細い方が獲りやすい。そう言えば、カラスの種類は鳴き声で見分けることもできる。

チヒロ先生：ハシブトラスは、歌の音階で言えば、テノールで〝カアー　カアー〟と鳴き、ハシボソカラスは、〝グアー　グアー〟とバスの音階で鳴きますね。(図79・80)〝天は二物を与えず〟とはよく言ったものですね。

博士：このようにクチバシは、トリが生きていく上で重要な器官なのだが、飼育しているトリは、クチバシを失うことがある。飛ぶとき、あやまって檻にクチバシが当たり折れてしまう。

チヒロ先生：クチバシが折れたら獲物が取れないですね。

博士：ヒトでも、くちびるを閉じないと、食べものをゴックンと飲み込むことができないだろう。

チヒロ先生：トリにとっては、命にかかわる大問題なのね。

博士：そうなんだよ。これについては、おもしろい話がある。

ある動物園でコウノトリがクチバシを折ってしまった。（図81）

これでは魚を獲ることができないばかりでなく、飲み込むこともできない。

ケンちゃん：それでどうしたの？

ミッちゃん：トリがかわいそう！

博士：飼育係は、サカナを喉の奥に入れ、飲み込ませて食べさせてやった。でも、毎回それをするのも大変だ。

ケンちゃん：どうすれば、トリが自分の力で食べられるの？

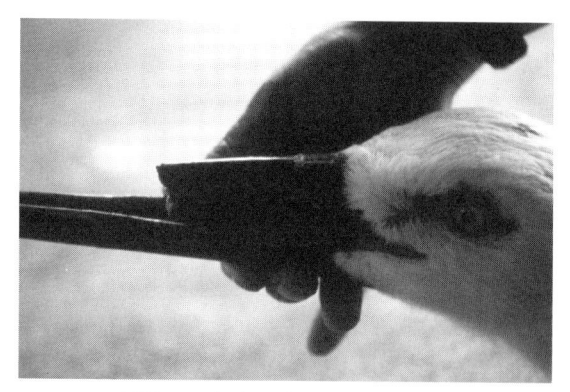

図81　クチバシの折れたコウノトリ

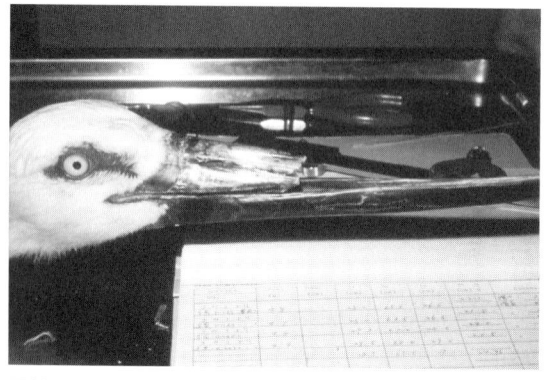

図82　クチバシがないと獲物を捕ることや飲みこむこともできない。

博士：そこで人工のクチバシを作ることにしたんだ。獣医さんは、歯科用の印象材で、トリのクチバシの型を採った。でも、技術的に難しいことがある。(図82)

チヒロ先生：どんなことですか。

博士：トリのクチバシは非常に軽い。

チヒロ先生：4ページの図4に写真がありましたね。

ケンちゃん：重ければ口を閉じることができないよ。

博士：歯科の材料を上手に使って、ついに軽量プラスチックのクチバシを完成させた。クチバシは、トリの鼻の穴を利用して固定した。(図83・84・85)

ミツちゃん：人工のクチバシが完成したのね。

博士：そのおかげでこのトリは、エサを食べることができるようになり、現在も元気に生活を送っている。

チヒロ先生：よかったですね。動物が生きていくために、口は、本当に大切なのですね。

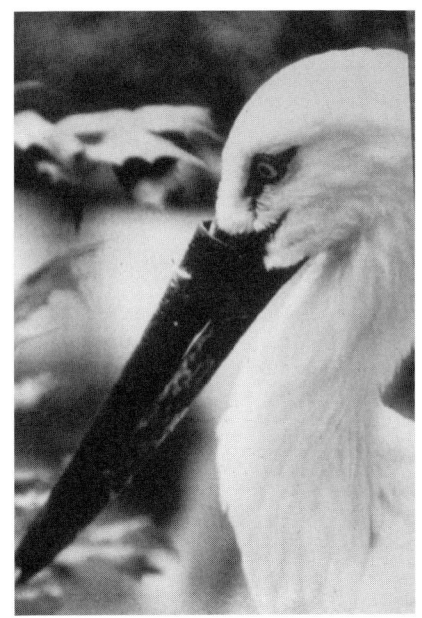

図83　人工のクチバシを作ってもらったコウノトリ

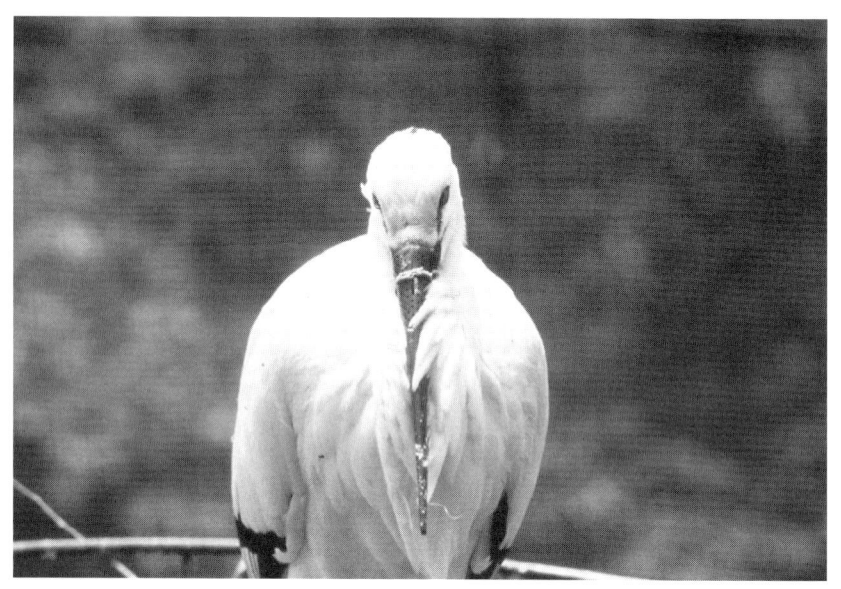

図84　人工のクチバシは、一見してもわからない

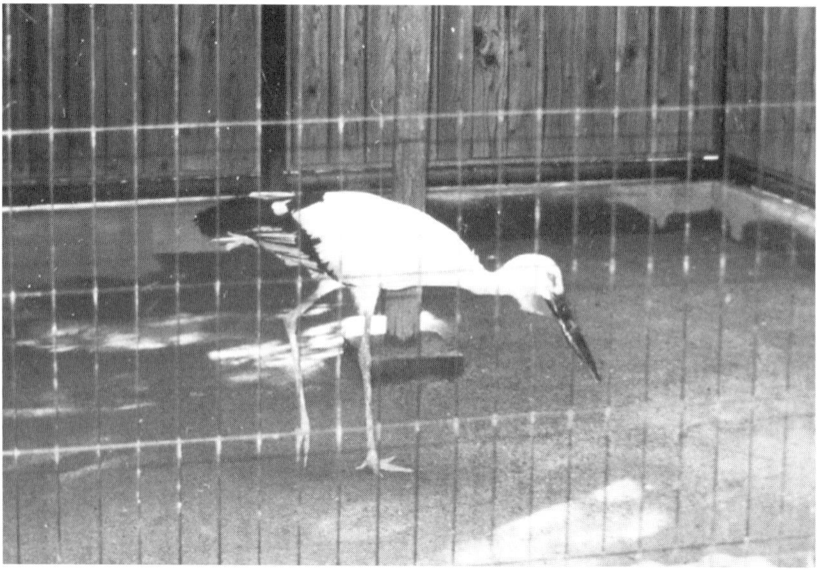

図85　人工のクチバシを入れて、食べものを食べられるようになった

11. イヌの歯ネコの歯

歯みがき博士：さて次に、動物の歯の本数についての話をしよう。まずヒトの永久歯（えいきゅうし）は、全部で何本あるかな？

ケンちゃん：ハーイ！ 第3大臼歯（きゅうし）（親知らず）を入れて全部で32本です。

博士：よく知っているね。

ケンちゃん：だって、下に書いてあるよ。でも歯の横に数字が書いてあるけれど、これどんな意味？

博士：この数字は、永久歯の種類を表している。またアルファベット（大文字）は、乳歯の種類を表しているんだ。

ケンちゃん：永久歯には、前歯と犬歯と小臼歯（しょうきゅうし）と大臼歯（だいきゅうし）の区別があるんだね。

博士：ところで動物の歯の数と種類を表すときは、次のように書く。

前歯(I)○/○、犬歯(C)○/○、小臼歯(P)○/○、大臼歯(M)○/○

1	中切歯 ┐ 前歯
2	側切歯 ┘
3	犬歯
4	第1小臼歯 ┐
5	第2小臼歯 │
6	第1大臼歯 ├ 臼歯
7	第2大臼歯 │
8	第3大臼歯 ┘
A	乳中切歯
B	乳側切歯
C	乳犬歯
D	第1乳臼歯
E	第2乳臼歯

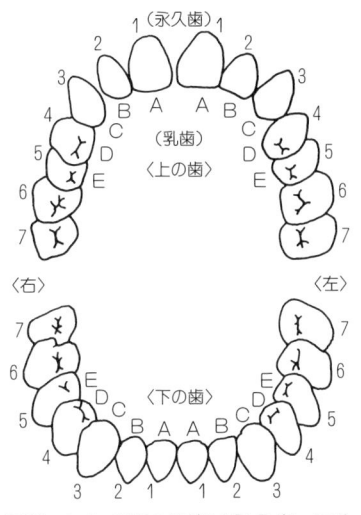

図86 ヒトの歯：数字は永久歯　アルファベットは乳歯

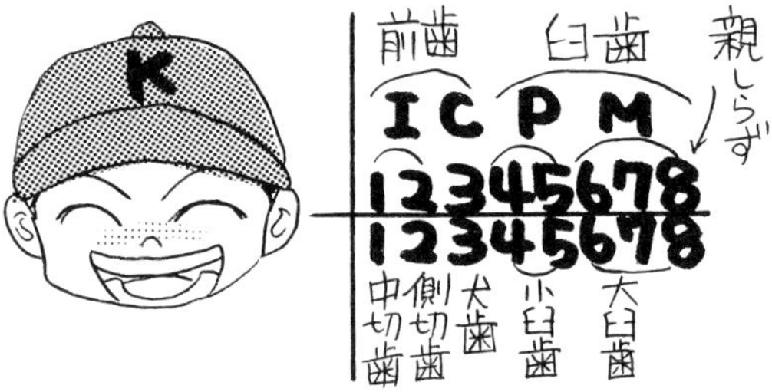

図87 ヒトの歯式

博士：○に入るのは片側の歯の本数。そして ／ の線の上が上アゴ、下が下アゴの歯を表している。

たとえば、ヒトの場合では前歯2／2、犬歯1／1、小臼歯2／2、大臼歯3／3（親知らずを含む）と書く。

これをすべて足すと16本になる。反対側も同じ数の歯があるから、ぜんぶで32本ということになる。

チヒロ先生：このように書くと、口の中をイメージしやすいですね。

博士：ところでヒトの臼歯は、小臼歯と大臼歯に分けられるが、哺乳類の他の動物では、小臼歯のことを前臼歯、大臼歯のことを後臼歯と呼ぶ。イノシシを見てみると、前歯3／3、犬歯1／1、前臼歯4／4、後臼歯3／3となる。

ミッちゃん：この数字を全部足すと22になって、反対側の歯があるからこれを2倍して44本。イノシシは44本の歯を持っているのね。

チヒロ先生：ところで一般に歯は、前歯、犬歯、臼歯と3種類に分類するのに、どうして臼歯を、さらに前臼歯（小臼歯）と後臼歯（大臼歯）にわけるのですか？

博士：さすが、チヒロ先生、良いところに気がついたね。一つには臼歯の生えてくる場所による違いなんだよ。乳歯の臼歯が抜けて、その後から生えてくる歯が前臼歯だ。後臼歯は、そのさらに奥の場所に生えてくる。でもこれ以外に、もっと他の理由がある。

そこで問題だ！

1章　動物達のおもしろ歯学　55

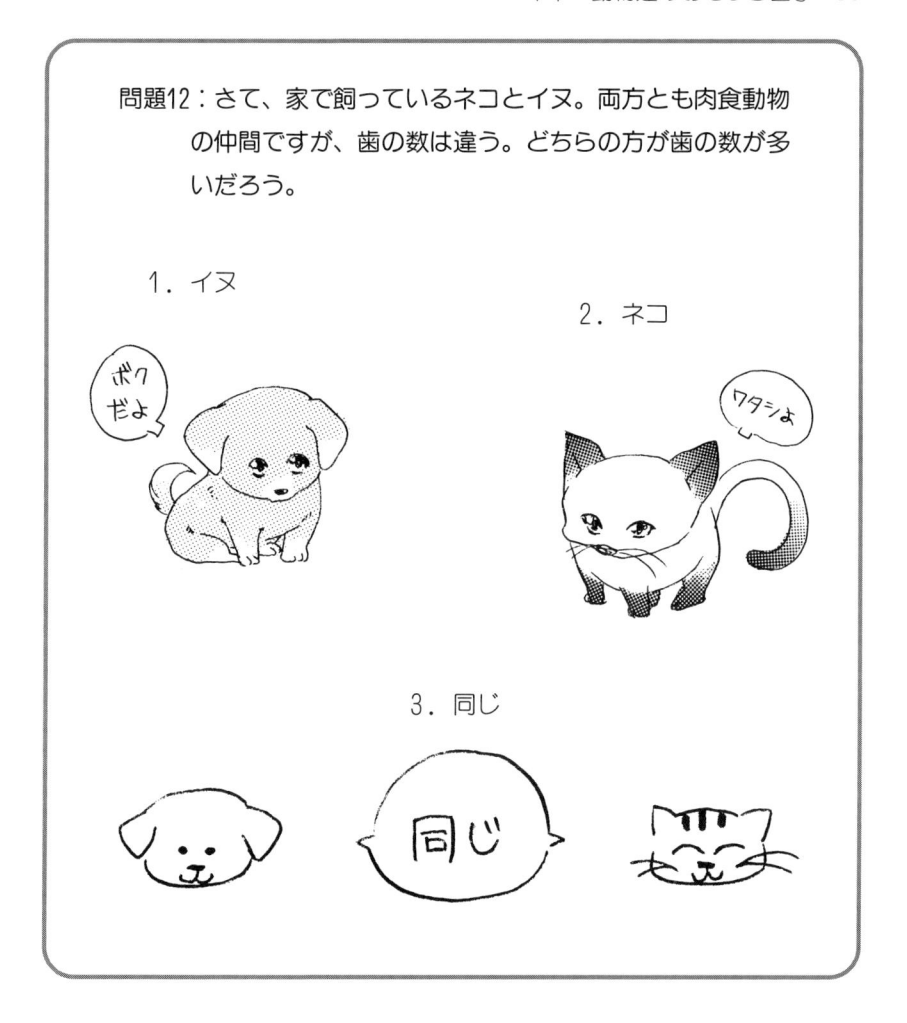

問題12：さて、家で飼っているネコとイヌ。両方とも肉食動物の仲間ですが、歯の数は違う。どちらの方が歯の数が多いだろう。

1．イヌ

ボクだよ

2．ネコ

ワタシよ

3．同じ

同じ

ケンちゃん：ボクはイヌ！

ミッちゃん：ワタシはネコ！

チヒロ先生：それでは私は同じ！

博士：正解は、イヌだ。イヌの方が歯の数は多いんだよ。図88は、イヌのアゴと歯だ。イヌは前歯3/3、犬歯1/1、前臼歯4/4、後臼歯2/3となっている。

ケンちゃん：あれ？　前歯が片側の上下で6本もあるよ！ヒトは4本なのに。

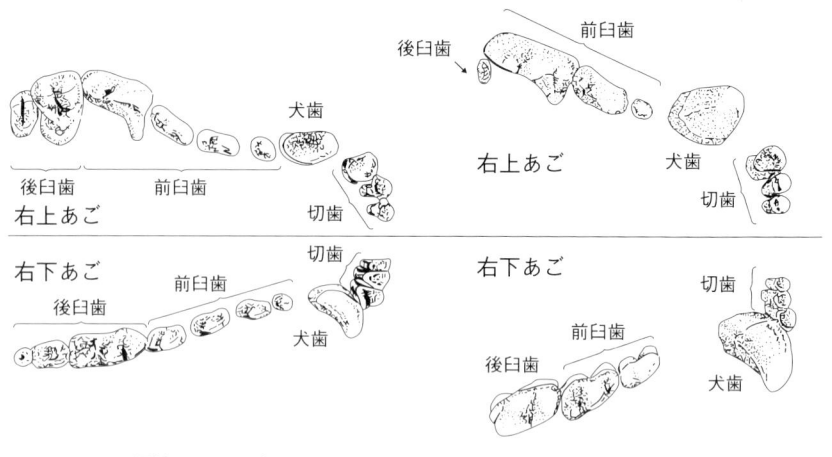

図88　イヌの歯　　　　　　　図89　ネコの歯

ミッちゃん：それに、前臼歯も片側の上下で8本もある。
ケンちゃん：後臼歯は、上アゴが片側2本で、下アゴが3本だね。
チヒロ先生：これが左右あるからイヌの歯は合計42本ですね。
博士：次にネコは、前歯3/3、犬歯1/1、前臼歯3/2、後臼歯1/1で合計30本だ。(図89)
ケンちゃん：ネコは、イヌより12本も歯が少ないや。
博士：歯の数が違うからイヌの横顔は長いが、ネコでは短くて丸いだろう。
チヒロ先生：横顔の長さの違いは、歯とアゴの違いだったのですね。
ミッちゃん：でも、どうしてネコのほうが、歯の数が少ないのですか？
博士：いい質問だね。この疑問に答えるために、肉食動物の歯の形について考えてみよう。
　　　さて、ネコやイヌなどの肉食動物は、裂肉歯と呼ばれる歯があることが特徴だ。
ケンちゃん：裂肉歯ってどんな歯？
博士：図88は、イヌの骨だが、上アゴの臼歯で、最も大きな歯はどれかな？
ケンちゃん：第4前臼歯が大きいや！
博士：それでは、下では？
ケンちゃん：第1後臼歯！

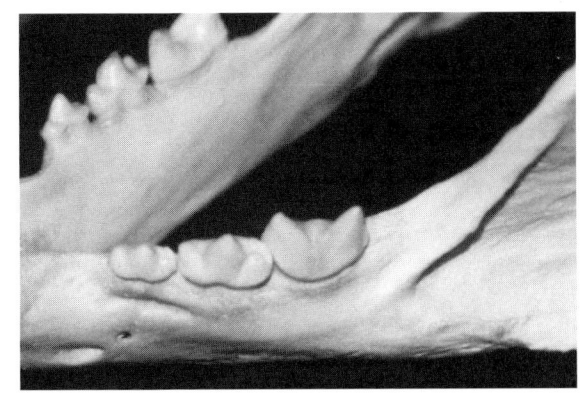

図90 トラの下アゴの歯（肉食動物）：一番奥の裂肉歯が発達している

博士：そう！　正解だ。イヌもネコでも、上のアゴの一番奥の前臼歯と下アゴでは一番前の後臼歯が最も大きい。これが裂肉歯で、大きく肉を切り裂く形になっている。

チヒロ先生：ネコの方が、歯が少ないですが、全部の歯のうち前臼歯が占める割合は大きいですね。

博士：これは、ネコとイヌを比べると、ネコのほうが肉食傾向にあるためだ。肉食傾向が強いと肉を引き裂いたり、骨を嚙み砕くために、歯は大きくて尖っているほうが都合が良い。

チヒロ先生：ネコは、ライオンの仲間でしたね。

博士：ネコは、ライオンより歯は小さいが、歯の形は同じだ。

ケンちゃん：ネコは、ネズミを捕まえるけれど、イヌは取らないよ。

ミッちゃん：ネコは、とってもサカナが好きですね。

チヒロ先生：そう言えば、残飯のエサを与えるとき、イヌの方が好き嫌いなく食べますね。

博士：ネコには、イヌのような嚙み砕くための歯（後臼歯）はない。一方、イヌは、ネコほど肉食に偏っていない。だから、イヌの方が後臼歯は多い。

ミッちゃん：だからネコは、歯の数が少ないのね。

博士：肉食動物から、何でも食べる雑食動物になる方が、後臼歯が発達し

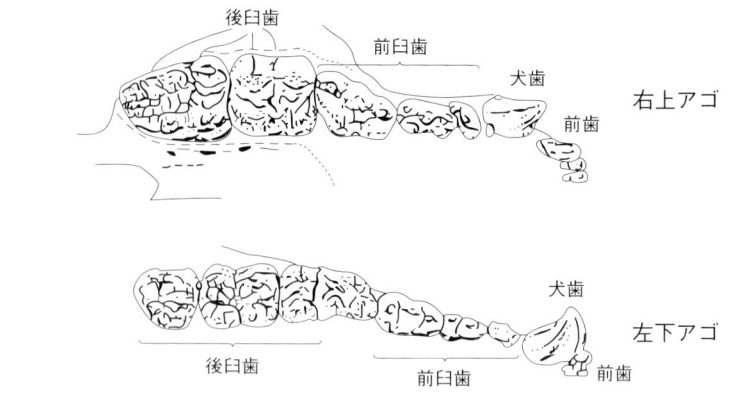

図91 パンダの歯：雑食動物は後臼歯が発達している

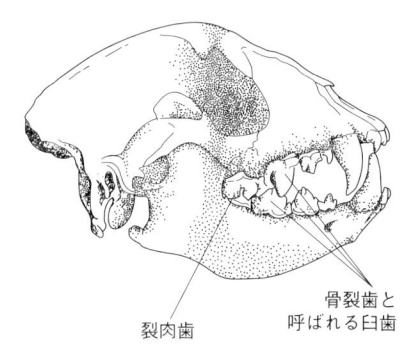

図92 ハイエナの骨：骨を砕く骨砕歯がみられる

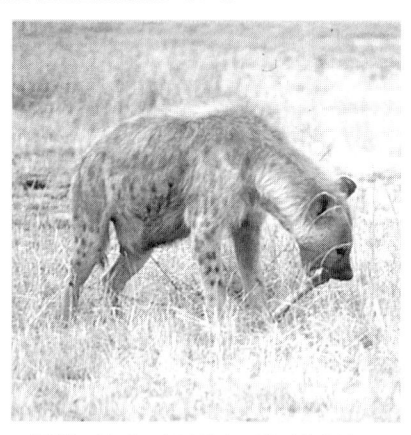

図93 ハイエナは骨まで砕く歯を持つ

大きくなる。雑食性のクマは、後臼歯の噛みあわせの面が広く、噛み砕くことに適している歯を持っている。

図91は、クマの仲間のパンダの歯だ。

ミッちゃん：本当だ！　後臼歯の方が大きくなっています。

博士：だからパンダは、竹でもバリバリ食べることができる。

チヒロ先生：裂肉歯が発達しているのは肉食動物で、後臼歯が発達していると雑食傾向が強くなるのですね。

博士：肉は、草と違い消化が良い。だから、イヌやネコは、獲物を引き裂き、喉を通る大きさになれば、飲み込んでしまう。

チヒロ先生：よく嚙んで飲み込むのではないのですね。
博士：ちなみにハイエナは、ライオンが食べ残した骨まで食べるから〝骨砕歯〟と呼ばれる歯がある。（図92・93）
チヒロ先生：骨を砕くのですか、すごいですね。
博士：裂肉歯の前の前臼歯が骨砕歯だ。骨髄は栄養豊富だからね。ちなみに骨を食べるからハイエナのウンチは白い。
ケンちゃん：ヘエー！　白いウンチがでるの…。
博士：一方、肉を食べない草食動物は、前臼歯も後臼歯も歯の嚙み合せの面が広く平らになる。（図94）
チヒロ先生：草をすりつぶすために平らになり、〝臼〟みたいだから臼歯ですね。
ケンちゃん：動物が肉食か、草食か、雑食かは歯を見ればわかるのだね。
博士：ここで口を開けて、歯を鏡で見てみよう！　ヒトは、肉食だろうか、それとも草食だろうか、両方食べる雑食動物だろうか？
チヒロ先生：これまで小臼歯（前臼歯）と大臼歯（後臼歯）は同じように考えていましたけれど、違うものなのですね。
ミッちゃん：小臼歯（前臼歯）の方が、小さくて尖っていますね。それに比べると大臼歯（後臼歯）は、平らですね。
ケンちゃん：小臼歯（前臼歯）と大臼歯（後臼歯）があるから、肉も穀類も食べることができるのだね。
博士：小臼歯（前臼歯）も大臼歯（後臼歯）も、もっと尖っていれば肉食動物、もっと平らなら草食動物だろうね。ヒトは、中間の雑食動物だ。

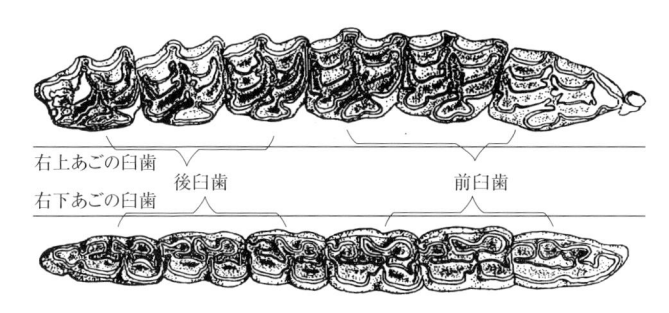

図94　ウマ（草食動物）の臼歯：草をすりつぶす歯

12. ヒトの歯の割合のヒミツ

歯みがき博士：ところで歯については、ちょっとおもしろい説がある。僕の考え方とは、少し異なるが子どもたちにとって、わかりやすい説なので紹介するよ。

チヒロ先生：どんな説ですか？

博士：親知らずを除くと、永久歯（えいきゅうし）は全部で28本ある。

チヒロ先生：前歯が8本、犬歯が4本、臼歯が16本ですね。

博士：これを割合にすると何対・何対・何になるかな？

チヒロ先生：8：4：16だから2：1：4ですね。

博士：前歯は野菜を食べる歯、犬歯は肉を引き裂く歯、臼歯は穀類を食べる歯で、ヒトの歯は2：1：4だから…。
ヒトの食生活は、野菜：肉：穀類を2：1：4で食べると健康的だという説がある。

チヒロ先生：ワァー！　おもしろいですね。歯の数が食べものを食べる割合を意味しているのですね。学校でも使えますね。

博士：そうだね！

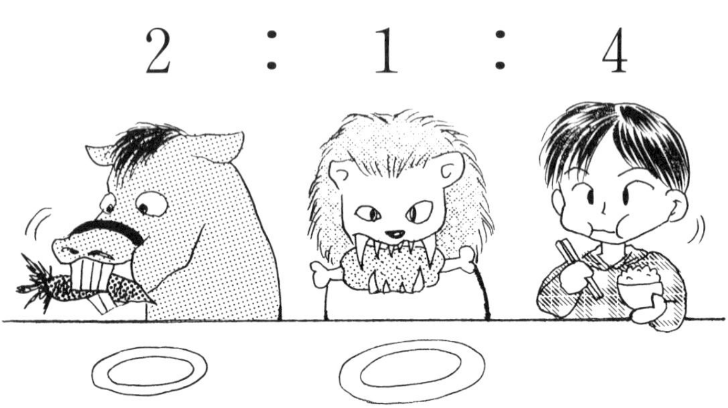

図95　ヒトの歯の割合で、食べものの種類を食べると健康的である

13. 歯なしの動物

歯みがき博士：ところで、哺乳類の基本は歯が44本だ。前歯3/3、犬歯1/1、前臼歯4/4、後臼歯3/3だ。

　先ほどのイノシシには44本の歯があると言ったろう。ところが、食べものの種類に応じて歯の数が変化する。ウマは42本。ヒグマは36本。ノウサギは28本。サルは、ヒトと同じ32本だね。そして、クマネズミは16本。

チヒロ先生：ヒトは、歯が減っているのね。

博士：さらに歯が退化した動物がいる。貧歯類の動物だ。たとえば〝オオアリクイ〟。それに〝ナマケモノ〟。

チヒロ先生：〝オオアリクイ〟は、舌でアリをとって食べるのですね。

博士：そう！　だから歯が1本もない。ナマケモノも歯が退化して、平べったい杭状の歯があるだけだ。

　ところで、何故〝ナマケモノ〟の名がついたか知っているかい？

チヒロ先生：〝怠け者〟だから。

博士：そうさ！　動物園へ〝ナマケモノ〟を見に行っても、ジーッとして動かないから見ていてもおもしろくない。エサを与えても食べようとはしない。

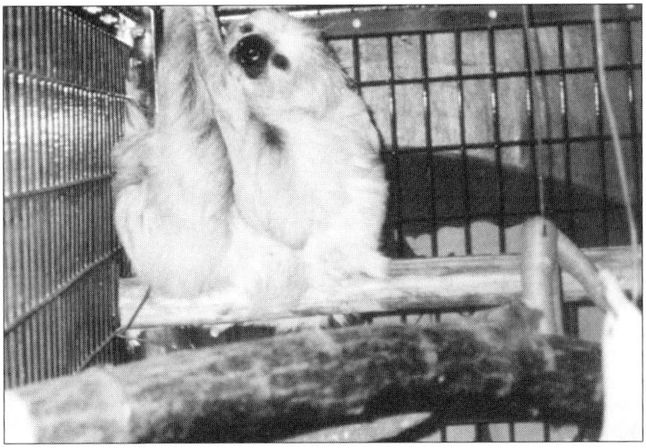

図96　ナマケモノは、なぜ〝怠け者〟なのだろう

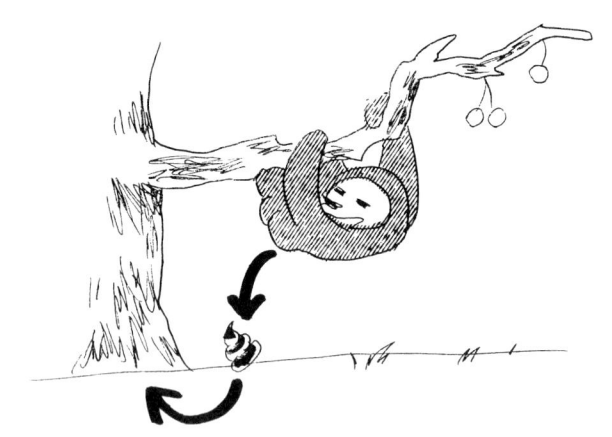

図97 ナマケモノのフンが、木の肥料となる

チヒロ先生：本当に怠け者なのね。
博士：ナマケモノは、南アメリカの熱帯雨林の密林に住んでいる。低い場所では猛獣がいるし、高いところでは、大型の肉食のトリに襲われる。だから、その中間の木にぶら下がっている。しかも熱帯雨林だから、食べものがたくさんある。だから体を動かしてエサを採る必要がない。
チヒロ先生：食べものが豊富だから、無気力・無関心になるのですね。
博士：木にぶら下がっていて、糞は真下に落ちる。それがまた、その木の肥料になり実を結ぶ。
チヒロ先生：それをまたナマケモノが食べるという、食物連鎖が起こっているのですね。
博士：本当か、ウソか知らないが…。ナマケモノが、ぶら下がっている木を切って、その木を担いで帰れば捕獲できるという話もあるぐらいだ。
チヒロ先生：それで、どうしてナマケモノの歯が退化するのですか？
博士：同じ栄養になるなら、やわら

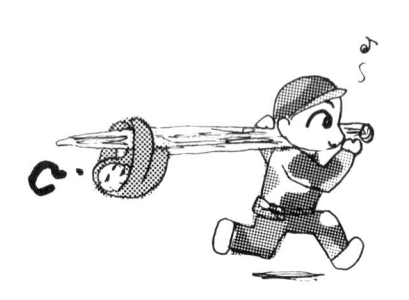

図98 ナマケモノの捕獲は、ぶら下っている枝ごと運べばよいという説もある

チヒロ先生：だから歯の数が少なくなるのですね。
博士：現代の子どもたちも、第2小臼歯がなくて生えないケースが多い。特に女子に多いので、僕は、第2乳臼歯の治療をするときは、必ずレントゲン写真を撮って第2小臼歯の存在を確かめている。
チヒロ先生：第2乳臼歯を抜いて、次の永久歯が生えて来なかったら困りますものね。（図99）
博士：食べものが豊富にあるため、体を動かさず無気力・無関心になり、歯の数も減っているのは、ナマケモノだけではなく、子どもたちも同じではないかと思う。
チヒロ先生：霊長類であるヒトも、何万年か先には貧歯類になってしまうかもしれないのですね。
博士：歯の数が少なくなることは、"瀕歯類"になるかもしれないね。
チヒロ先生：大切な歯でよく噛んで、歯を退化させないようにしなくちゃ。子どもたちにも、がんばって話をしていきます。

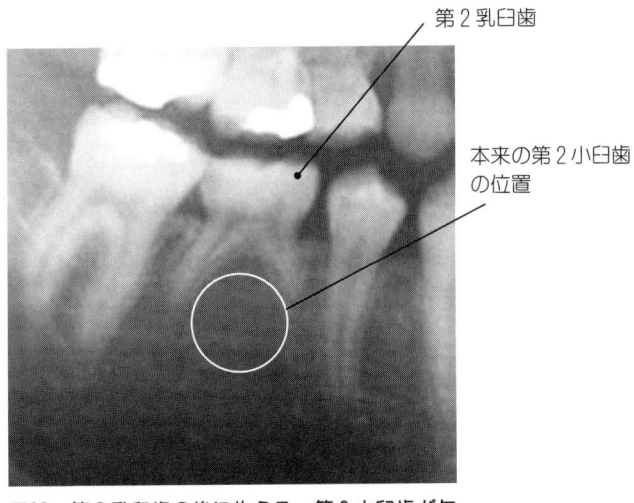

図99　第2乳臼歯の後に生える、第2小臼歯が欠如している

［2］
どうしてヒトの歯は一度しか生え代わらないの？

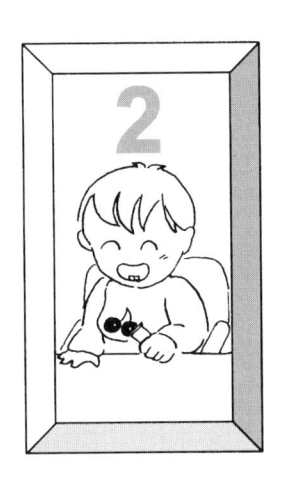

1．サメの歯のヒミツ

チヒロ先生：この前、子どもたちから「サメの歯は何度も生え代わるのに、どうしてヒトの歯は一度しか生え代わらないの？」と聞かれました。なんとなく、何度も生え代わるほうが便利な気がするのですけど…？

歯みがき博士：図1は巨大なサメのアゴの骨だよ。よく見ると、アゴの内側で次の歯が生える準備をしていることがわかる。サメの歯は、半年から1年で、すべてが生え代わる。一生に約2万本も生えるんだ。なかでもレモンザメは、一週間あまりで生え代わる。(図1)

チヒロ先生：何度も生え代わるなんて、たった一度しか生え代わらないヒトと比べると、うらやましい限りですね。でも、何度も生え代わるサメの歯と一度しか生え代わらないヒトの歯、どちらが本当に便利なのかしら。

博士：この章では、その疑問を考えながら、ヒトの歯の秘密について考えてみよう。

　さて、新聞のニュース等で「サメが漁船を襲い、漁船にはサメの歯が刺さって残っていた」というような記事を見たことはないかな？
　そこで問題だ。

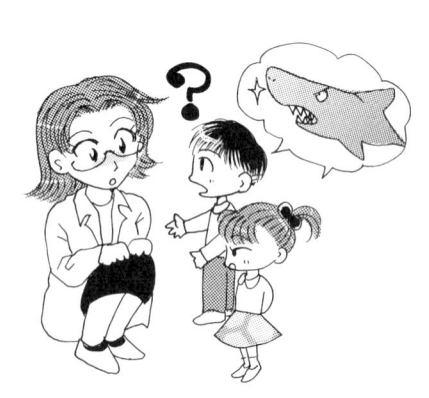

図1　サメのアゴの内側：次に生える歯が用意されている ▶

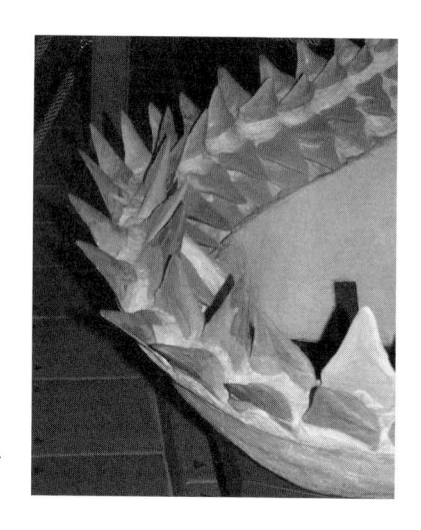

2章 どうしてヒトの歯は一度しか生え代わらないの？ 67

> 問題1：どうして抜けた歯が、漁船に刺さっていたのでしょうか？
>
> 1．ちょうど乳歯が抜け、永久歯（えいきゅうし）に生え代わるところだった
>
> 2．サメにも歯周病（ししゅうびょう）があり、歯が抜けた
>
> 3．サメの歯は、抜けやすい性質がある
>
> ヒント：これは、本物のサメの歯です。

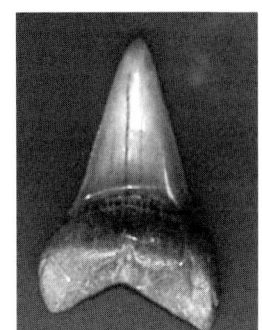

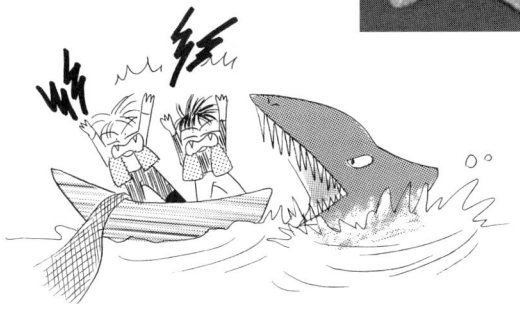

ミッちゃん：ワタシは、1の歯の生え代わりだと思います。
チヒロ先生：それじゃ先生は、2の歯周病！
ケンちゃん：それじゃボクは、3の抜けやすい性質にします。
博士：ケンちゃんが正解だ。
　　　　サメの歯は抜けやすい性質を持っている。
ケンちゃん：やった〜!!
チヒロ先生：でも、どうして抜けやすいのですか？
博士：すぐに、答えがわかってしまえばおもしろくないだろう？
　　　　そこで、次の問題だ。

問題2：さてこれは、ヒトの歯の断面図です。
（　）の中に各部分の名前を書き込みましょう。

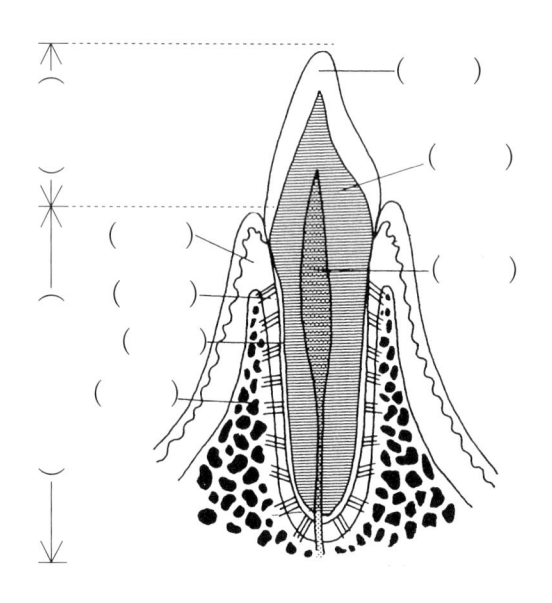

選択肢：
1. エナメル質
2. 歯槽骨
3. 歯根膜
4. 象牙質
5. 歯髄（歯の神経）
6. セメント質
7. 歯冠
8. 歯根
9. 歯肉

博士：どうかね。わかったかな？
チヒロ先生：まず、各部の特徴を少し整理しておきましょう。（図2）
　　　エナメル質：歯冠の最も外側を囲んでいる。ヒトの体で最も硬い。エナメル質だけのむし歯は治療が簡単。色がついているだけなら様子を見るため歯を削らないこともある。
　　　歯槽骨：歯が埋まっている骨。
　　　歯根膜：歯と骨の間でクッションの役目をしている。
　　　象牙質：エナメル質の内側。エナメル質よりやわらかいので、むし歯が進行しやすい。ここまでむし歯が進むと、C_2のむし歯で冷たい水がしみる。これ以上進むと、時間や回数がかかるので早めに治療すること。
　　　歯髄：神経や血管があり歯に栄養を送っている。ここまで進むと痛みが出る（C_3のむし歯）。神経を取らなければならないので、治療に時間も回数もかかる。
　　　セメント質：歯の根の外側の部分で歯根膜を介して歯槽骨とつながっている。
　　　歯冠：歯の頭の部分（歯ぐきより上の部分）　歯根：歯の根の部分
　　　歯肉：歯ぐき、健康な歯ではピンク色をしている。ここが赤く腫れると歯肉炎（歯周病）になる。

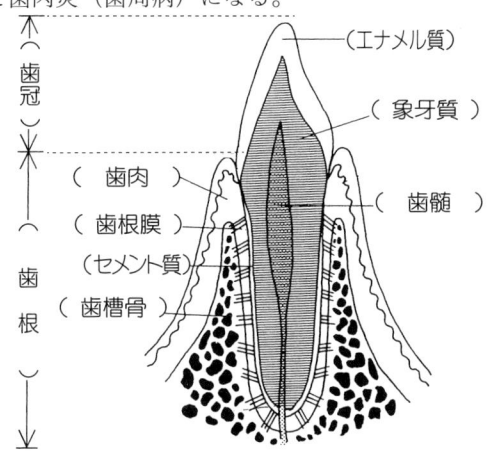

図2　ヒトの歯の周りの組織の名称

2．歯の根のヒミツ

博士：ヒトの歯の名前と役割がわかったところで、次の問題だ。

問題3：これは、サメの歯の断面図です。さて、ヒトの歯と最も大きく違うところはどこでしょう？
みんなと相談して考えてみよう！

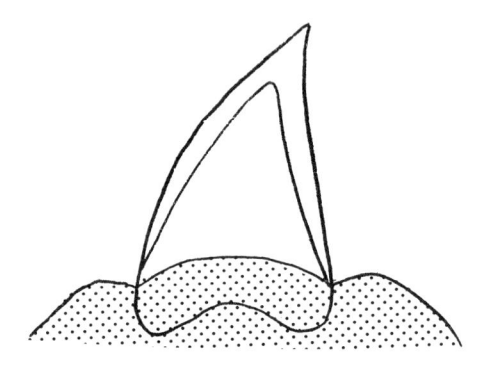

1．歯の根がない

2．歯と骨をつないでいる歯根膜(しこんまく)がない

3．歯が埋もれている歯槽骨(しそうこつ)がない

自分の意見（　　　　　　　　　　　　　　　）

みんなの意見（　　　　　　　　　　　　　　　）

ケンちゃん：ヒトのように長い歯の根がないね。
ミッちゃん：歯根膜もないよ。
チヒロ先生：歯槽骨もありませんね。
博士：そうだね、サメや他のサカナの歯には、歯の根がない。だから、歯が埋まっている歯槽骨や歯根膜もない。これがヒトの歯との大きな違いだ。
ケンちゃん：ヒトの歯でも乳歯が抜けたときには、歯の根がないね。
博士：それは永久歯が生えてくると、上の乳歯の根が溶けてなくなるからだ。それでは、歯の根がある場合とない場合では、どのような差があるのだろう？　そこで問題。

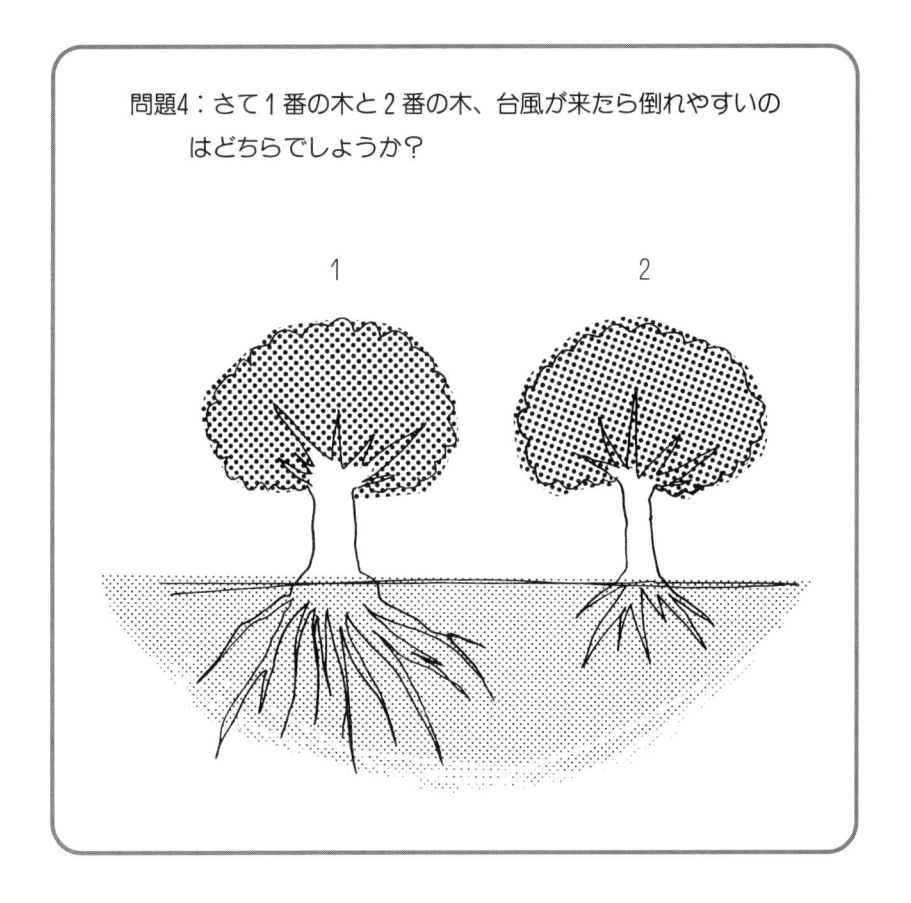

問題4：さて1番の木と2番の木、台風が来たら倒れやすいのはどちらでしょうか？

1　　　　　2

図3 歯槽骨は電球のソケット

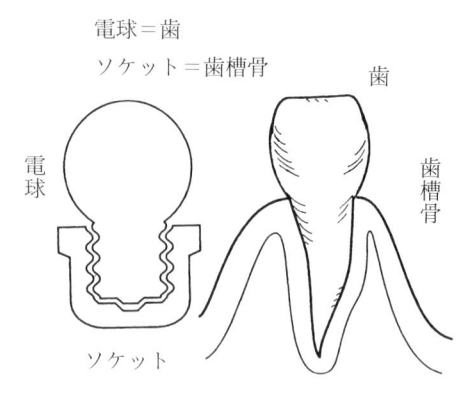

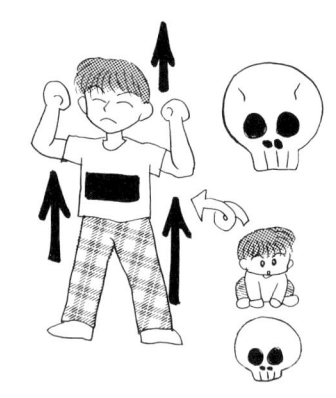

図4 体が大きくなるとともにアゴの骨も大きくなるので歯も生え代わる

ケンちゃん：これは簡単！　2でしょう！　根が長いと風が強くても倒れないけれど、根が短いと倒れちゃう。

博士：サメの歯が抜けやすい理由は、歯が歯肉に埋っているだけのせいだ。また、その他のサカナは歯を骨に接着剤で止めたような状態だ（骨性結合）。

それに比べるとヒトの歯は、根があるから抜けにくい。ちょうど歯と歯槽骨の関係は、電球とソケットの関係と同じだ。（図3）

チヒロ先生：ソケットの役割をする歯槽骨のおかげで、ヒトの歯は簡単に抜けないことがわかります。ヒトの歯って便利にできているのですね。

3．歯が生え代わる理由

ミッちゃん：ところで、ヒトの歯は、どうして乳歯から永久歯に生え代わるの？

歯みがき博士：それは、体が大きくなるとき、アゴの骨も一緒に大きくなっているからだよ。

チヒロ先生：アゴは大きいのに、乳歯の小さい歯では困りますからね。（図4）

博士：それでは次の問題だ。

2章 どうしてヒトの歯は一度しか生え代わらないの？

問題5：ここに、アゴの骨の中のレントゲン写真が4枚あります。A君、B君、C君、D君の写真だ。年齢の低い順に番号を入れてみよう。（拡大写真 p.176）
ヒントは、アゴの骨の中に埋まっているのが、永久歯だ。

A君

B君

C君

D君

ケンちゃん：A君が一番年齢が低そう。（図5）

博士：ピンポーン！　これは3歳の子どものアゴの中だ。乳歯が生えていて、その下に永久歯があることがわかる。そして矢印（→）は第1大臼歯(だいいちだいきゅうし)だ。

ケンちゃん：その次は、B君！

博士：そうだね。これは小学校2年生の口の中。（図6）上の前歯が2本。下の前歯が4本生えている。それに上下左右の第1大臼歯が見える。

ミッちゃん：3歳の頃から比べて、第1大臼歯が生えているのね。

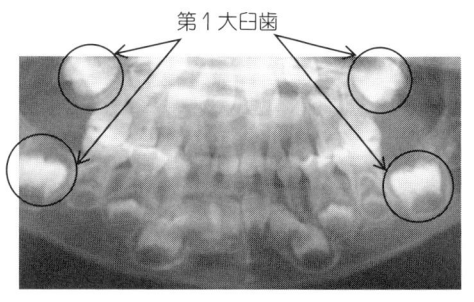

図5　A君（3歳）：すべて乳歯だが、アゴの中に永久歯が生える準備をしている

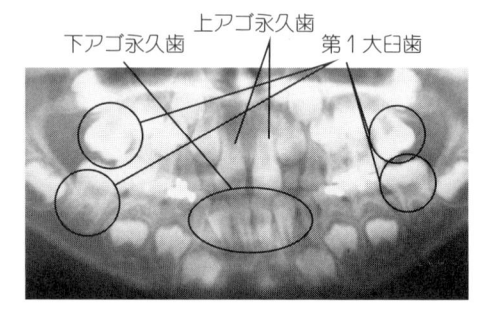

図6　B君（小学校2年生）：第1大臼歯4本と上の前歯2本と下の前歯4本が永久歯

チヒロ先生：小学校の入学の頃に生えてくる、6歳臼歯といわれる歯ですね。

博士：そう！　永久歯の中で最も噛む力が強い。（図7）

チヒロ先生：だから、歯の王様と呼ばれているんですね。

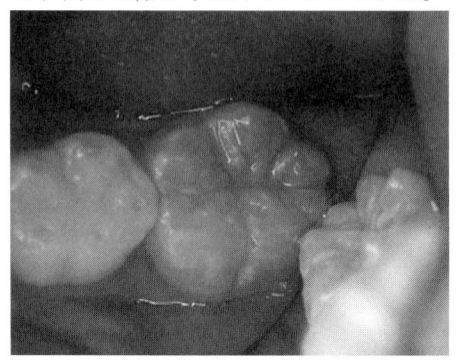

図7　第1大臼歯（6歳臼歯）：最も噛む力が強い

4．歯が、1本抜けてしまったら…

歯みがき博士：ここで質問だ。

問題6：もし、大人の歯が28本生えているとして、第1大臼歯を1本失ったら、嚙む効率は何％になると思う？

1. 失った歯は1本だけだから28本から1本引いて、27/28％（約96％）。
2. でも下の歯を1本失ったら、上の歯と嚙み合わせることができないので、28本引く2本で、26/28本（約93％）。
3. 失った両隣の歯が傾くので、28本引く3本で25/28（約89％）。
4. 失った隣の歯も傾くし、上の歯とも嚙み合せることができないから、28本引く6本で、22/28本（約79％）。
5. 片方だけでしか嚙めなくなるから、半分になって50％。

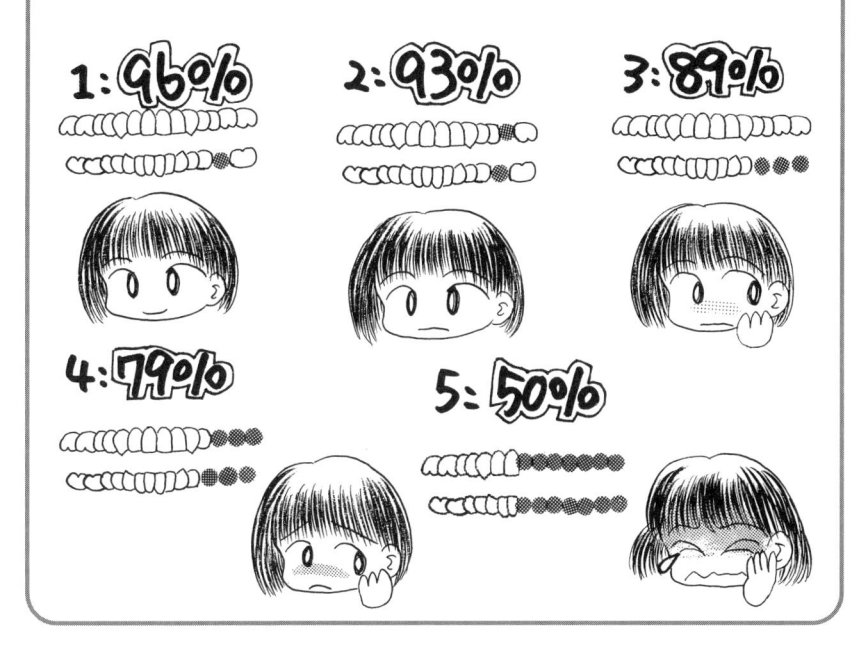

1: 96%
2: 93%
3: 89%
4: 79%
5: 50%

ケンちゃん：上の歯と噛み合わせられないから、2くらいかな？
ミッちゃん：隣の歯も関係するから3かな？
チヒロ先生：でも、それに上下が加わるから4。
ケンちゃん：やっぱり、もっと多くて5。
博士：正解は5！
ケンちゃん：ヤッター!!
博士：実際には、約40％程度になってしまう。
ミッちゃん：どうして、たった1本だけなのに、そんなに噛めなくなってしまうの？
博士：歯は歯車と同じなんだよ。1本でも欠けたらうまく働かない。時計の歯車が欠けた場合と同じだ。(図8)
チヒロ先生：時間が狂ってしまいますね。
博士：1本でも痛い歯があると、そちらの側では噛めないだろう。
チヒロ先生：悪い側では噛めないので、どうしても反対側で噛むようになってしまいますね。
博士：片方でばかり噛むと、アゴまで痛くなる。
チヒロ先生：失ったのがたった1本の歯だったとしても、1本ではすまないのですね。
博士：歯をピアノの鍵盤にたとえて考えてみるとよくわかる。*

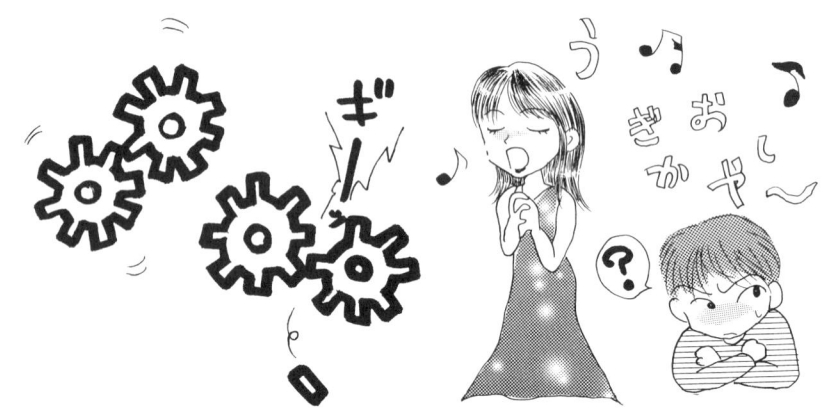

図8　歯は歯車。1本でも欠けると能率が低下する。　　図9　1本歯を失うのは、1つの音階を失うのと同じ

ド・レ・ミ・ファ・ソ・ラ・シ・ドの音階のうち、1本歯を失うと、どれか一つの音階がないと考えればよい。(図9)

チヒロ先生：ド・レ・〇・ファ・ソ・ラ・シ・ドになるのですね。

ケンちゃん：2本だと、ド・レ・〇・ファ・〇・ラ・シ・ドになっちゃうよ。

チヒロ先生：今度の音楽の時間、一つの音を失うと、どのように聞こえるか試してみましょう。

＊なお、上記の件に関して、九州口腔科学センター（KOS）の村津和正先生が〝歯の音表現CD〟「歯の鍵盤でピアノを弾こう〜ティースちゃんのヒミツ」（税別1,000円）を発売されています。とってもおもしろいですよ。詳細はホームページ www.kos0808.co.jp をご覧ください。

5．乳歯は、へその緒

歯みがき博士：話を先ほどのレントゲン写真に戻そう。3番目に低い年齢はどれかな？

ケンちゃん：C君です。

博士：これも正解！　C君は小学校4年生だ。

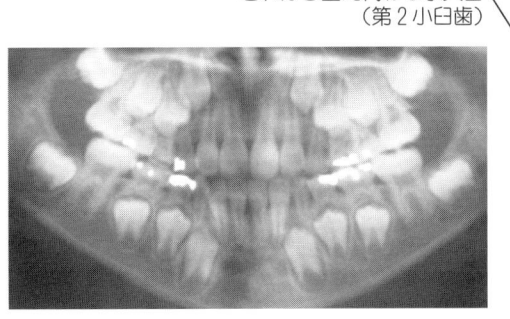

図10　C君（10歳）

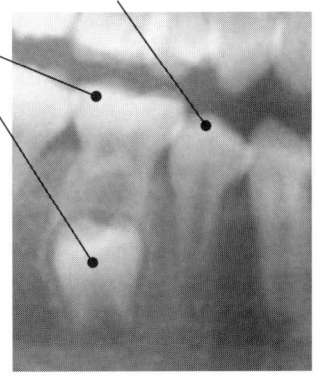

図11　乳臼歯の下から永久歯が出てきている

（乳歯が抜けて生え代わった永久歯（第1小臼歯）／第2乳臼歯／これから生え代わる永久歯（第2小臼歯））

チヒロ先生：上の前歯が4本とも生えていますね。
　　　　先ほどから、年齢順に見ていると永久歯は、歯の頭（歯冠）からできて、その後に根ができることがわかりますね。（図11）
博士：よく気がついたね。乳歯は、お母さんのおなかの中にいるときに、でき始めるんだよ。お母さんが、赤ちゃんがおなかの中にいることに気がつく頃には、もう歯ができ始めている。
チヒロ先生：そんなに早い時期からできるのですね。赤ちゃんが、どのくらいの大きさの頃ですか？
博士：胎性6〜7週、だいたい1円玉の大きさぐらいだ。（図12）ところで、お母さんと赤ちゃんをつなぐ"へその緒"を知っているだろう。
チヒロ先生：生まれたときに切りますよね。
博士：乳歯は、赤ちゃんが生まれる前にお母さんのお腹の中ででき始めている。乳歯もお母さんと子どもをつなぐ、"へその緒"とも言えるね。
チヒロ先生：歯の"へその緒"は、乳歯が抜け始める小学校入学の頃から、すべて抜けてしまう卒業の頃まで、時間をかけて徐々に切れていくのですね。
博士：一方、最初に作られ始める永久歯は、第1大臼歯だ。この歯は歯の噛み合わせの部分から先にできる。だから生まれたときに大きな病気をすると、この部分はできが悪くなり、むし歯になりやすくなる。（図

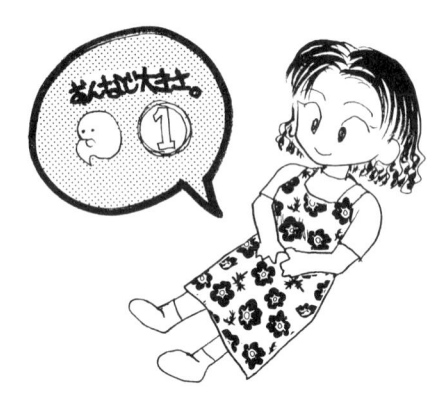

図12　歯は赤ちゃんが1円玉の大きさのときにできはじめる

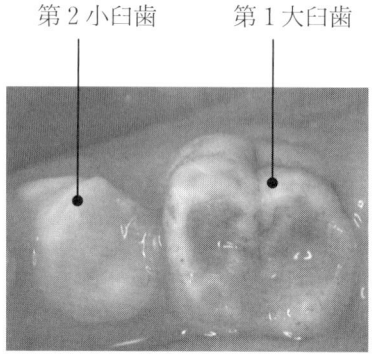

図13　生まれたときの病気のため、むし歯になりやすい第1大臼歯

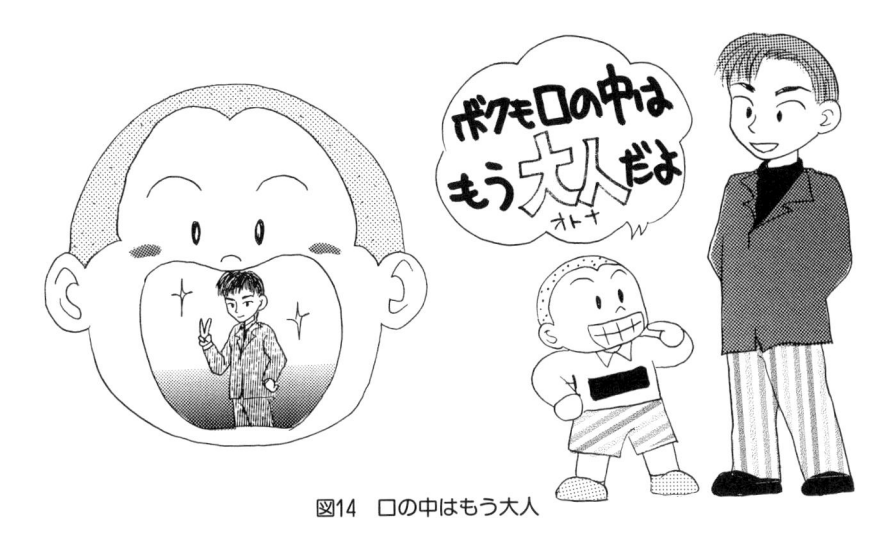

2章 どうしてヒトの歯は一度しか生え代わらないの？ 79

図14 口の中はもう大人

13) 小学校1年生で、生えてきた第1大臼歯の状態を見て、6年前の生まれたときの様子が想像できる。

チヒロ先生：初めて知りました。

博士：図15は、年齢と永久歯ができつつある場所との関係を示している。

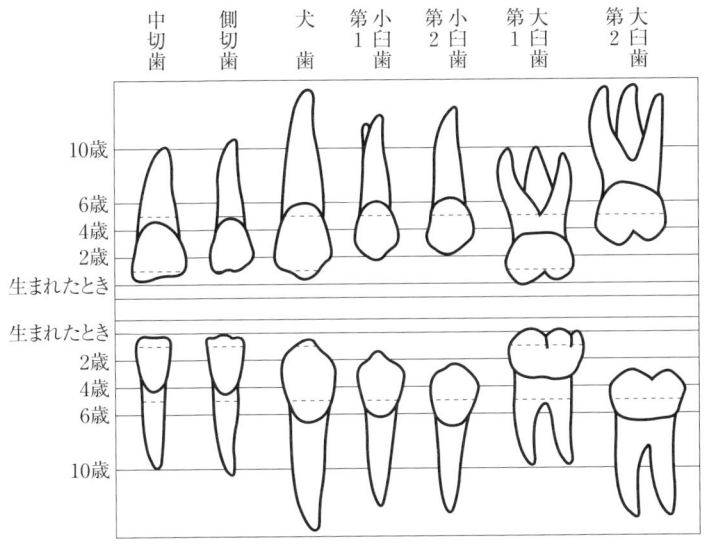

図15 永久歯のできる部位とその年齢

博士：たとえば、2歳で大きな病気をすると2歳の線の部分にあたる歯のできが悪くなる。

チヒロ先生：2歳で病気をしたら、永久歯上の前歯のまん中の部分のできが悪くなり、むし歯になりやすいのですね。

つまり歯は、赤ちゃんの頃の健康状態を示す"履歴書(りれきしょ)"なのですね。

ケンちゃん：それじゃボクは、すべて乳歯が抜けてしまったから、もう大人なんだね。

博士：そうだよ！　だからお母さんに言われなくても、進んで歯みがきをしなければいけないね。

■6歳臼歯のみがき方

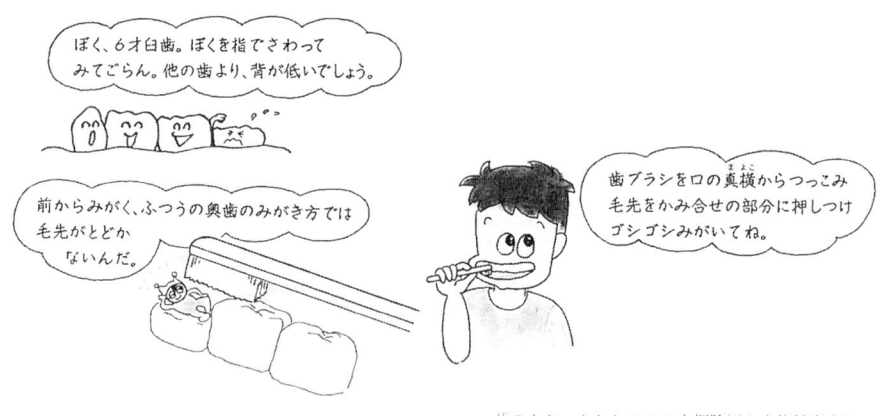

ぼく、6才臼歯。ぼくを指でさわってみてごらん。他の歯より、背が低いでしょう。

前からみがく、ふつうの奥歯のみがき方では毛先がとどかないんだ。

歯ブラシを口の真横(まよこ)からつっこみ毛先をかみ合せの部分に押しつけゴシゴシみがいてね。

（『のんちゃんたちの口の中探険(上)』大修館書店）

6．生えたての歯がむし歯になりやすい理由

歯みがき博士：ところで、C君のアゴの骨の中の永久歯は、現在の食生活と関係しているんだ。

チヒロ先生：歯といえばカルシウムですね。

博士：カルシウムばかりではない。歯の形を作るのは、タンパク質の役割だ。これはちょうど、ビルディングの鉄骨にあたるんだ。

チヒロ先生：ヘエー！　そうなのですか…。

博士：そして、カルシウムは、ビルのコンクリートにあたる。（図16）

チヒロ先生：…ということは、歯の形を作るためにはカルシウムだけではダメなのですね。

博士：そうなんだ。バランスのとれた食生活が大切なんだよ。アゴの骨の中では、血液中のカルシウムが歯に付着して、歯はますます硬くなる。そして歯が、生えた後はツバの中のカルシウムが歯に付着する。

チヒロ先生：生えた直後の歯が、むし歯になりやすいのは、まだ十分カルシウムが付着していないと考えればよいのですね。

博士：そう考えるとわかりやすいだろう。生えたての歯は、歯を削る器械が触れるだけで削れていく感じがするものだ。

チヒロ先生：乳歯でも永久歯でもですか？

博士：そうだよ。ちょうど電気鉛筆削り器に、鉛筆を差し込んだとき、注意

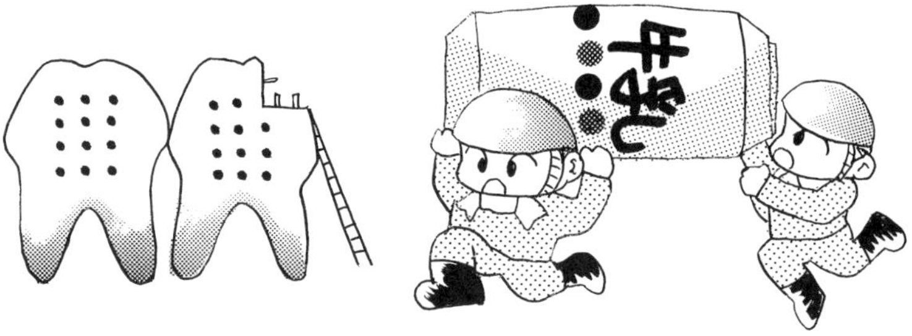

図16　歯の形をつくるのは主としてタンパク質。カルシウムはコンクリートにあたる。

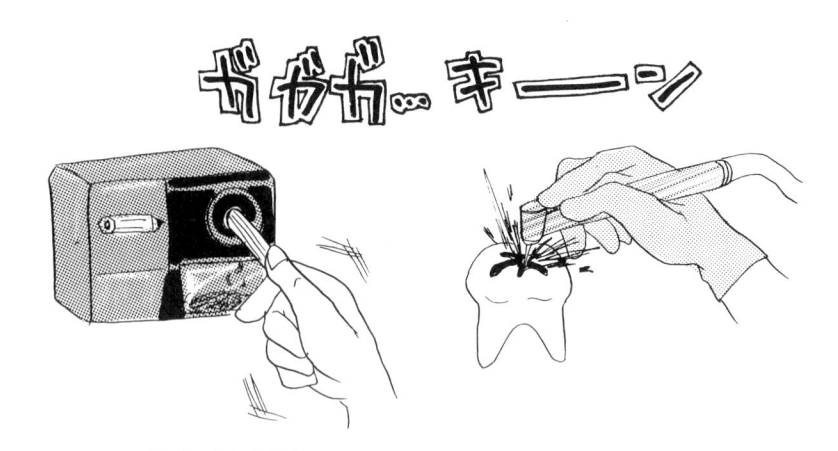

図17　鉛筆が簡単に削れてしまうように、歯も削れてしまう

しないと、アッ！　という間に削りすぎてしまうことがあるだろう。これと同じ感覚だ。

ところが同じ永久歯でも、大人になってからの歯は削りにくいんだ。

チヒロ先生：たしか生えて3年以内は、歯がやわらかいのでむし歯になりやすくなるのでしたね。

7．乳歯でむし歯が多いと、永久歯でも多くなる

歯みがき博士：なぜ、僕が小児歯科医をしているかというと、このことがとても重要だからだ。乳歯でむし歯が少ないと永久歯でも少ない。

チヒロ先生：乳歯のむし歯予防は、生涯の歯の健康の基本なのですね。でも、どうして乳歯でむし歯が多いと永久歯でも多くなるのですか。

博士：これは乳歯のときから、口の中にむし歯菌（ミュータンス菌・乳酸菌）がたくさん住みついているからだ。

　このままの状態で、永久歯に生え代わると、むし歯菌が多い上に、歯もやわらかいから、永久歯でも簡単にむし歯になってしまう。

　図18は、3歳のときの乳歯のむし歯と12歳の永久歯のむし歯の関係だ。3歳のときにむし歯がない子は12歳で3.37本。しかし、9本以上あっ

(本)
9
7　　　　　　　　　　　　　　　　　　7.02
5　　　　　　　　5.38
　　　　　4.81
3　3.37

12歳時のむし歯

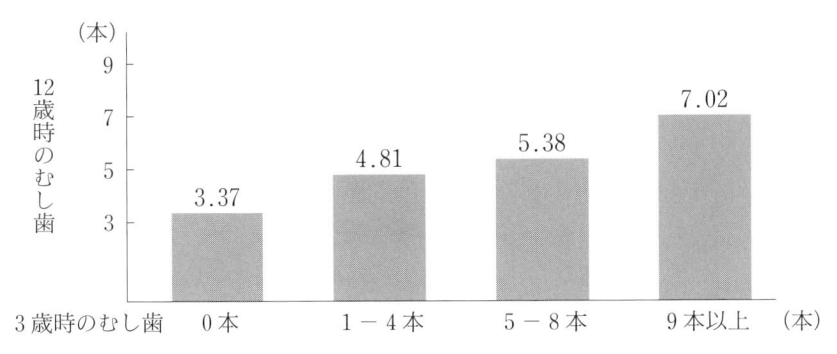

3歳時のむし歯　　0本　　　1－4本　　　5－8本　　9本以上　（本）

図18　3歳の乳歯のむし歯と12歳時の永久歯のむし歯の関係

た子は7.02本と2倍以上むし歯ができている。

つまり、むし歯を削って詰めることを繰り返しても、根本的な解決策にはならないことがわかる。

チヒロ先生：だから単に削って詰めれば、歯の治療は終わりだと思ってしまうとダメなのですね。

博士：乳歯のひどいむし歯であっても、一度は生え代わるだろう。この生え代わるときに、むし歯菌を減らしておくことが大切だ。そして生えたての弱い歯を、早く硬い歯にすること。

そうしておくと、乳歯でひどいむし歯であっても、永久歯ではきれいな歯を得ることが可能だ。これを実践するのが小児歯科医としての、ロマンなのだ。

チヒロ先生：それではむし歯菌を減らすためには、何をすればよいのですか？

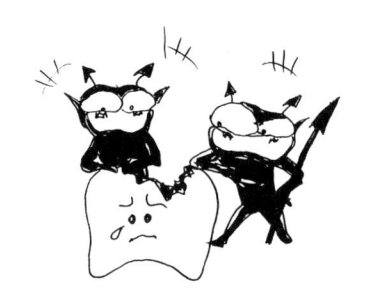

図19　ミュータンス菌を減らすためには？

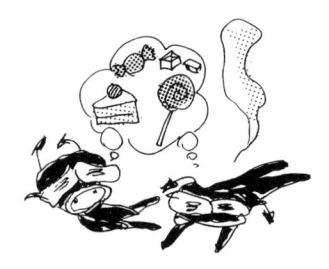

図20　砂糖を控えるとミュータンス菌のエサが減る

(本)
12歳時永久歯のむし歯

凡例:
- 乳歯から削ってつめることばかりをくり返してきた子どもたち
- 乳歯のむし歯を治した後、定期チェックを行ってきた子どもたち

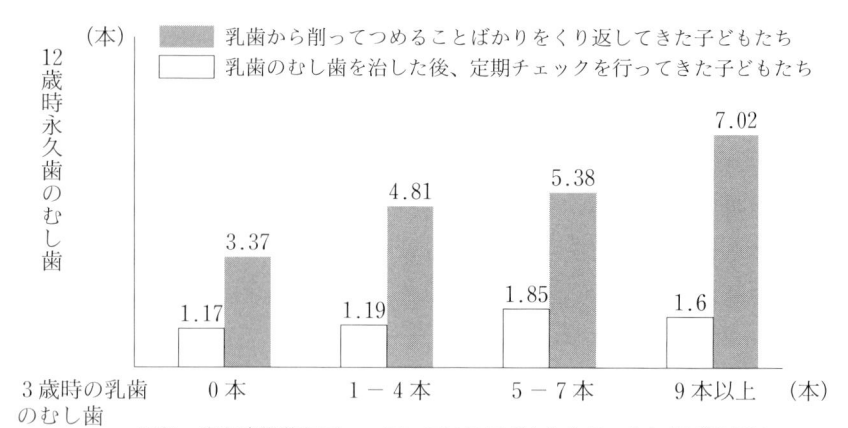

3歳時の乳歯のむし歯：
- 0本： 1.17 / 3.37
- 1－4本： 1.19 / 4.81
- 5－7本： 1.85 / 5.38
- 9本以上： 1.6 / 7.02

図21　歯を定期的にチェックしている子どもたちに、むし歯が少ない

博士：まず、歯の治療をする。そうするとむし歯菌の一つである乳酸菌（にゅうさんきん）が減る。それから砂糖を控え、歯をよくみがく。そうするとむし歯菌（ミュータンス菌）の食料が減る。

チヒロ先生：食料が減るから、むし歯菌が弱るわけね。

博士：図21は、歯の治療をした後も歯科医院で定期的に歯の健康チェックをしてきた、子どもたちのむし歯の状態だ。

チヒロ先生：定期チェックをしている子は、永久歯のむし歯が少ないですね。

■なおした歯でも…

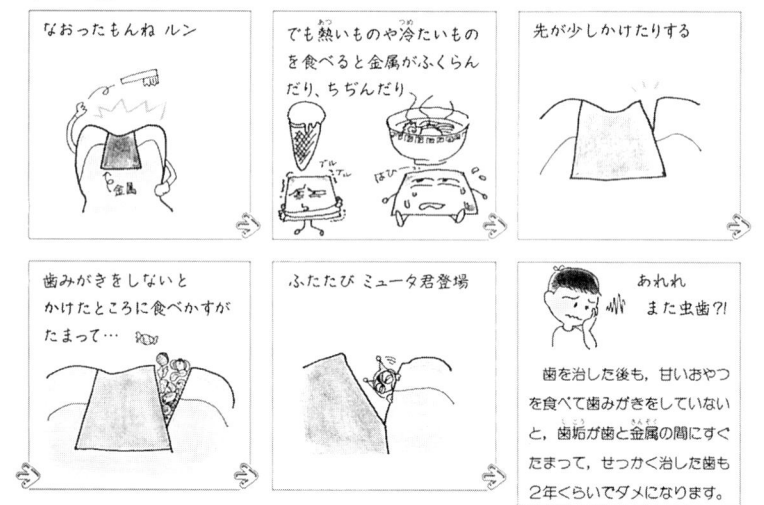

1. なおったもんね ルン（金属）
2. でも熱いものや冷たいものを食べると金属がふくらんだり、ちぢんだり
3. 先が少しかけたりする
4. 歯みがきをしないとかけたところに食べかすがたまって…
5. ふたたび ミュータ君登場
6. あれれ また虫歯?!
   歯を治した後も、甘いおやつを食べて歯みがきをしていないと、歯垢が歯と金属の間にすぐたまって、せっかく治した歯も2年くらいでダメになります。

（「のんちゃんたちの口の中探険(上)」大修館書店）

8．タンカーの重油流出事故の話

歯みがき博士：ところで数年前の冬、ロシアタンカーのナホトカ号の重油流出事故があったことを覚えているかい？

チヒロ先生：日本海で沈没したため、日本海沿岸に重油が流れてきた事故でしたね。なかでも福井県の越前岬沿岸に多量の重油が流れ着いたのでしたね。

博士：テレビを見ていたら、地元民やボランティアがその除去にあたっていた。冬の荒波の中で重油をヒシャクですくうもの、岩に付いた重油を雑巾や竹べらでとるもの、誰もが懸命に作業を行っていた。

チヒロ先生：冷たい水の中で、手はかじかんで動かないでしょうにね。

博士：流れ来る大量の重油をヒシャクですくったり、岩に付いた重油を雑巾や竹べらで取っても、どれだけ除去できるのだろう。でも地元の方々は、それでもせずにはおれない。そんな状況だった。

チヒロ先生：「体が冷える！暖が取りたい！この場から逃げ出したい！」と地元の方は思われていたでしょうね。

博士：しかし重油は、情け容赦なく流れ着いていた。

チヒロ先生：寒さのために亡くなった方もいらっしゃいましたね。

博士：テレビを見ながら、この事故に対して腹立たしい思いでいっぱいだっ

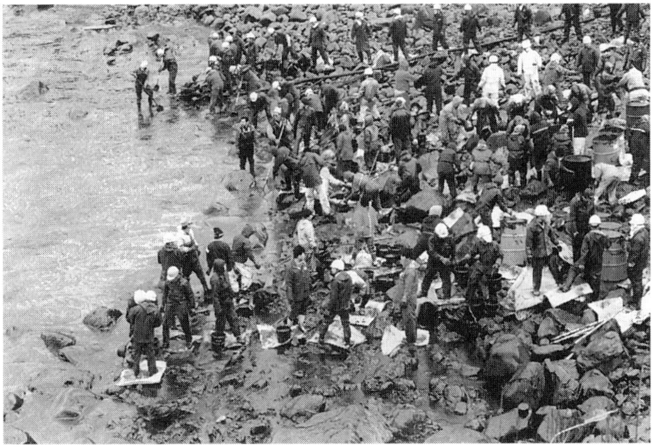

図22　重油を除去しても、果てしなく重油は流れつく

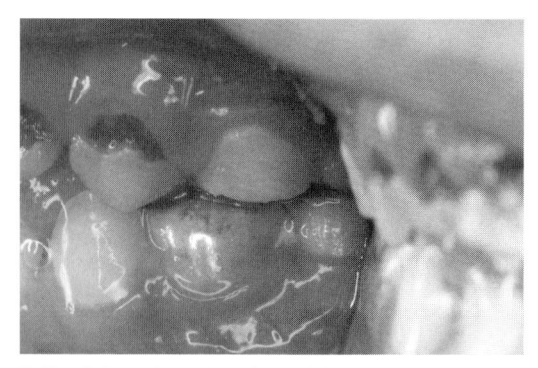

図23　歯をみがいても、すぐに歯垢はついてしまう…

た。この怒りをどこにぶっつければよいのだろう、誰もがそんな思いであったように思う。

チヒロ先生：この事故と歯と、どう関係があるのですか？

博士：このシーン、事故のこうした出来事は、歯科医が歯の治療をしながら感じることに似ているんだ。

　　　図23を見てごらん。一週間前の治療で乳歯の臼歯に銀歯をかぶせた。かぶせたときの銀歯は、ちょうどピカピカの100円硬貨の色をしている。ところが、今日その歯を見てみると、本来光っている銀歯が、くすんだ色をしている。

チヒロ先生：歯垢が銀歯に着いているのですね。歯を治した後、一度も歯をみがいていないのでしょうか。

博士：こういう歯をみると「せっかく　きれいに治したのに…」とため息が出てしまう。

チヒロ先生：この状態が続くと、また悪くなることが目に見えていますね。

博士：まったく、この子の保護者は、歯を治す気があるのだろうかと思ってしまうよ。

チヒロ先生：保護者の方は、どう言われていました？

博士：「みがいてもみがいても、すぐに歯垢が付くのです」と言うんだ。
　　　まったく、ぶつぶつぶつ……。
　　　話は戻るが、「銀歯に付いた歯垢」は岩に付いた重油と同じだと思わないか？

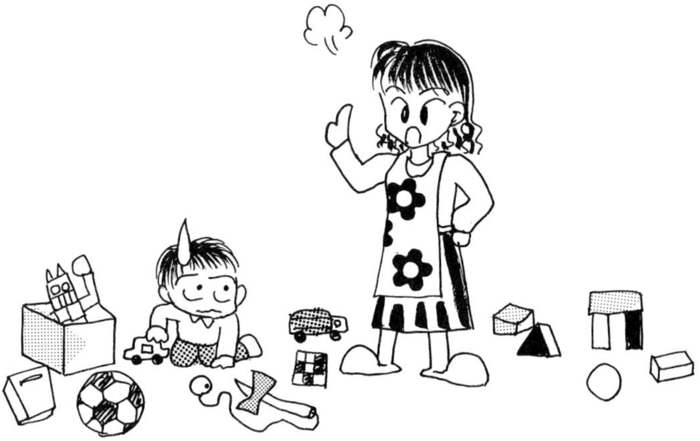

2章 どうしてヒトの歯は一度しか生え代わらないの？　87

図24 歯みがきは部屋の掃除と同じ。掃除が大変なら部屋を汚さないことを考える。

チヒロ先生：…とすると、歯をみがくことは、岩に付いた重油を取り去ることに相当しますね。

博士：そこで、考えてみると…。岩に付いた重油を取り去ることに力を注ぐより、重油を流出し続けるナホトカ号に、目を向けた方がよいのではないかと思うんだよ。

チヒロ先生：つまり歯みがきによって、歯についてしまった歯垢を除去することばかりを考えるより、歯垢がどうしてできてしまうのか、できないようにするにはどうすればよいのか、について考えるわけですね。

博士：これは一種の発想の転換だね。部屋の掃除も一緒だよ。掃除ができないのなら、部屋を汚さないようにすればよい。（図24）

チヒロ先生：忙しくて、歯をじゅうぶんみがけないというのであれば、口の中を汚さないようにする。つまり、食生活を見直すことが必要なのですね。

博士：第1章で、野生のサルと動物園のサルのむし歯の違いについて話をしただろう（p.8〜9参照）。

チヒロ先生：確か、動物園のほうが約4倍もむし歯が多かったのでしたね。

博士：野生のサルであれ、動物園のサルであれ、サルは歯みがきをしない。

チヒロ先生：だから両者の違いは、食生活だとおっしゃりたいのですね。

博士：少なくとも僕は、そう思っている。

9．生えたての歯は"たけのこ"

チヒロ先生：むし歯には、食生活が大きく影響しているのですね。話は戻りますが、生えたての歯をむし歯からどのように予防すればよいかについて教えてください。

歯みがき博士：生えたての歯は、"たけのこ"と同じだ。"たけのこ"は、生えたときはやわらかい。だから、食べることができるね。

チヒロ先生：たけのこ御飯はおいしいですよね。

博士：でも、成長すると硬くなって、食べることはできない。

チヒロ先生：たとえて話をすると、わかりやすいですね。

博士：他にも例があるよ。たとえば、流したてのコンクリートはやわらかいから、踏むと穴があく。

チヒロ先生：工事の方に叱られてしまいますね。

博士：でも遠くから見ると、コンクリートが硬いか、やわらかいかはわからないだろう？

チヒロ先生：つまり、生えたての歯は、流したてのやわらかいコンクリートと同じというわけですね。

博士：だから、むし歯になりやすい。（図25・26）

チヒロ先生：コンクリートが固まるのには、3年かかるのですね。だから、

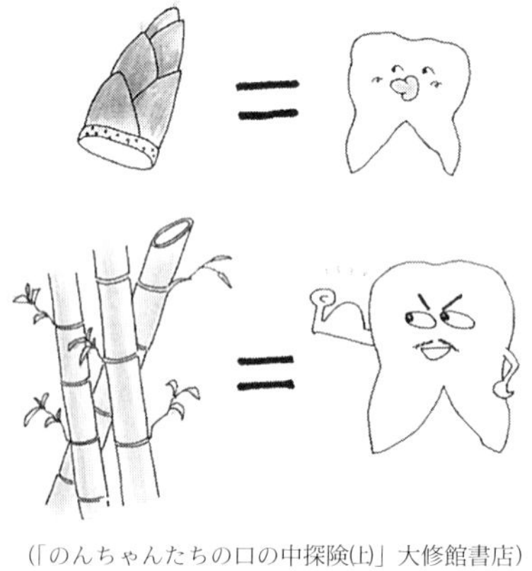

（「のんちゃんたちの口の中探険(上)」大修館書店）

図25　生えたての歯は"たけのこ"と同じ

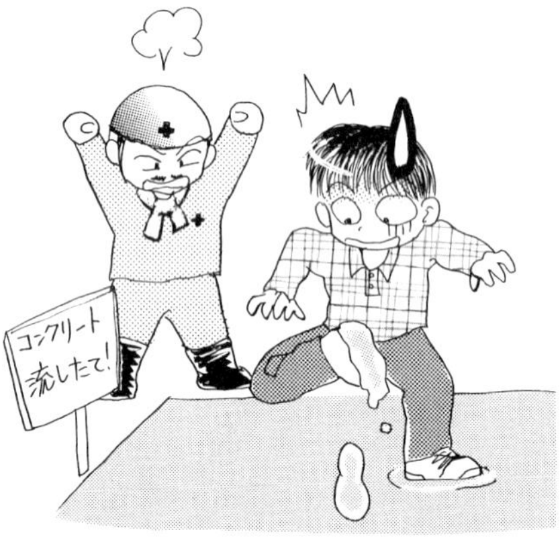

図26　生えたての歯は"流したてのコンクリート"とも同じ

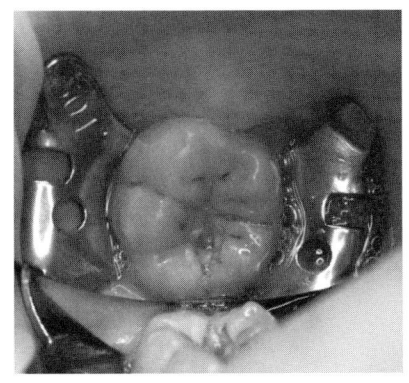

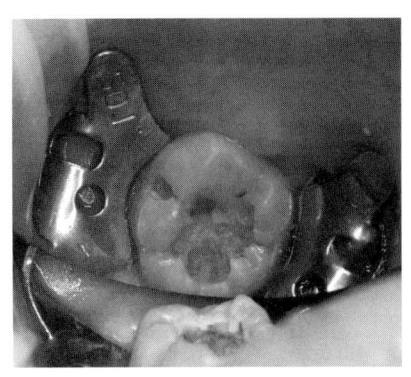

図27・28 上から見ると小さなむし歯でも中では大きくなっている。これはエナメル質は硬いが、内側の象牙質はやわらかく、中でむし歯がひろがりやすいためである（第1大臼歯）

この3年を過ぎれば、むし歯にはなりにくくなるわけですね。
博士：さしずめフッ化物は、コンクリートの硬化促進剤というところだろう。
チヒロ先生：つまり、"たけのこ"でいえば成長促進剤でもあるのですね。
博士：先ほども言ったが乳歯のむし歯が多い場合、歯科医院で歯を定期的にチェックする。そして、オヤツの話をしたり、フッ化物を塗ったり、歯みがきのチェックをしたりする。または臼歯の溝の深いところはむし歯になりやすいから、セメントやプラスチックで封鎖をする。（図29）
チヒロ先生：歯は次々に生え代わるから、歯垢のたまりやすいところ、むし歯になりやすいところを教えてもらうのね。

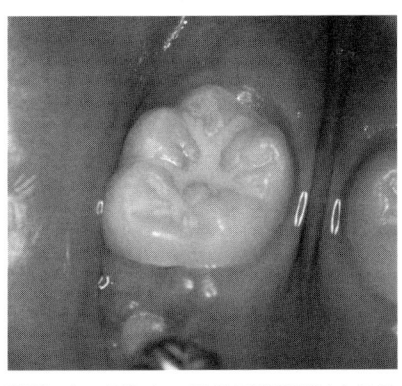

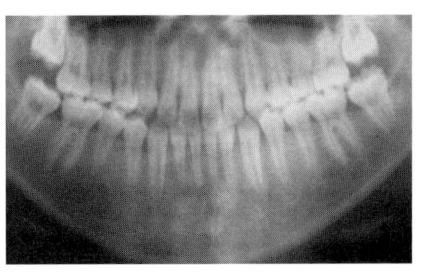

図29 シーラント：臼歯の溝の深いところにセメントやプラスチックで封鎖しむし歯予防を行う

図30 D君（12歳）：すべて永久歯に生え代わった

博士：さて、レントゲンに戻ろう。D君は中学1年生だ。D君は、むかしひどいむし歯だったが、定期的にチェックしてきたからきれいな歯に生え代わった。（図30）

チヒロ先生：乳歯にむし歯が多くても、こうしてきれいな永久歯にすることができるのですね。なんだか、サメの話からずいぶん大きく横道にそれてしまいましたね。でも私、余談が大好きです。

■むし歯のすすみ方

（「のんちゃんたちの口の中探険(上)」大修館書店）

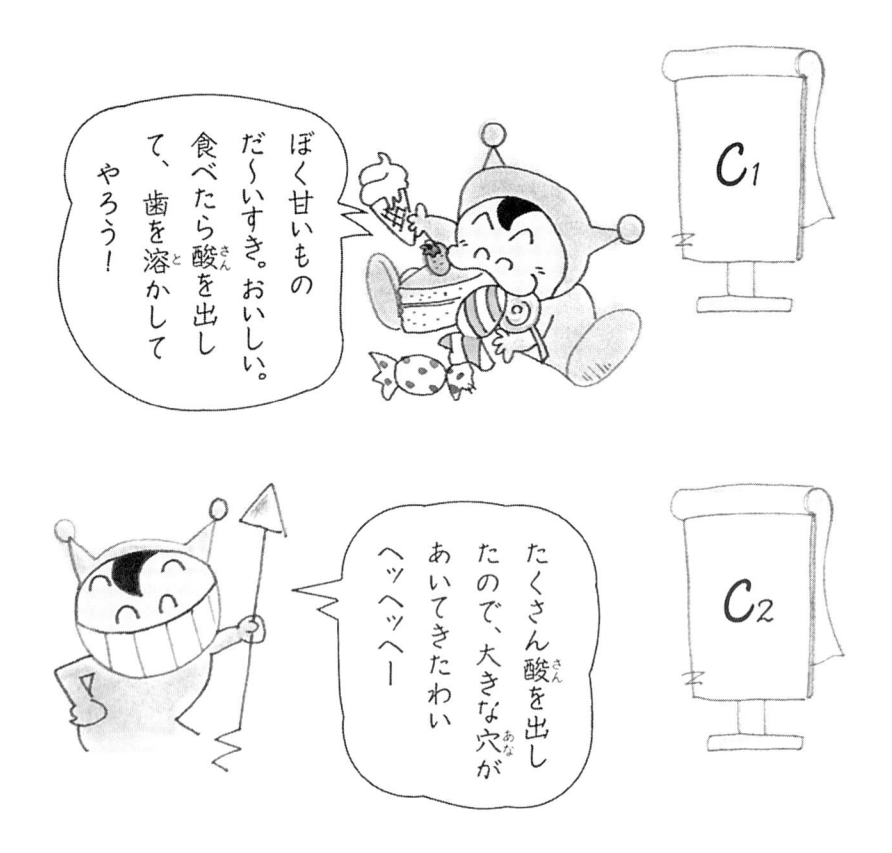

ぼく甘いものだ〜いすき。おいしい。食べたら酸(さん)を出して、歯を溶(と)かしてやろう！

C_1

たくさん酸(さん)を出したので、大きな穴(あな)があいてきたわい ヘッヘッヘー

C_2

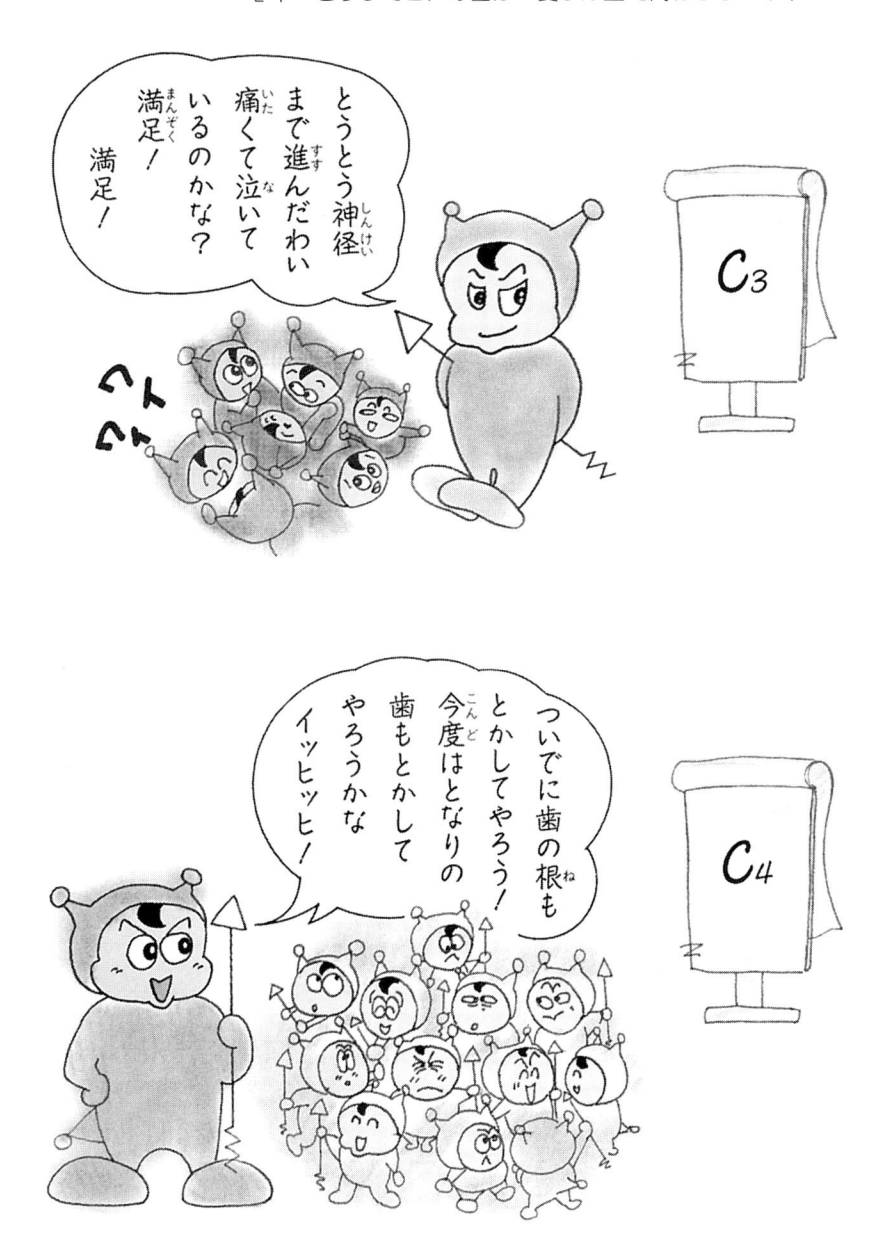

2章 どうしてヒトの歯は一度しか生え代わらないの？ 91

とうとう神経まで進んだわい痛くて泣いているのかな？満足！満足！

C_3

ついでに歯の根もとかしてやろう！今度はとなりの歯もとかしてやろうかなイッヒッヒ！

C_4

10. お寿司と歯根膜

歯みがき博士：そうだったね。サメの話だった。サメの歯は根がないので抜けやすい。でも、またすぐ生えてくるからやっぱりサメの歯の方がよいと思っているヒトもいるんじゃないかな。そこで次の問題だ。

問題7：ご飯を食べていたら、なかに砂粒が入っており、
ガリッ！　と嚙んでしまいました。
さて、あなたの歯や口はどのような動きをしましたか？

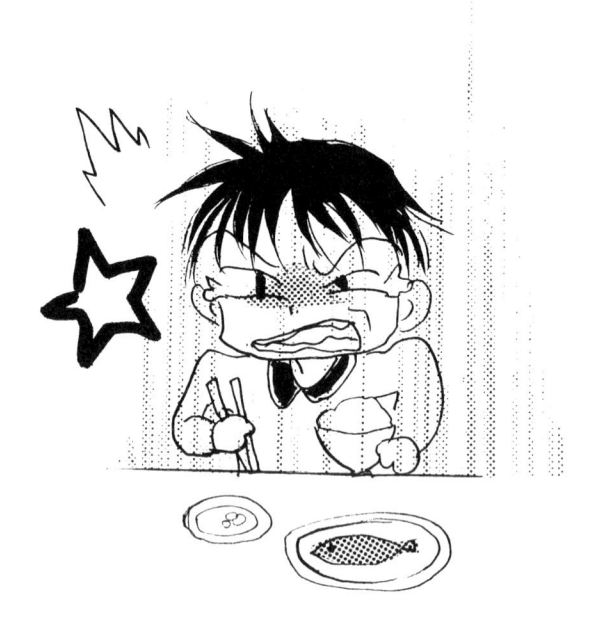

1．とっさに口が開いた
2．砂粒を嚙んだので歯が壊れた

ケンちゃん：とっさに口が開くよ。
博士：歯根膜には歯が壊れないように、とっさに口が開いて歯を守る働きがある。
チヒロ先生：歯根膜は、歯のクッション役というわけですね。
博士：歯根膜には、まだ他の働きもあるんだよ。みんなお寿司は好きかな？
ミッちゃん：ワタシ、お寿司大好き！
博士：ボクも好きだ。でも、最近はお皿が動かないお寿司は、食べていないがね……。
チヒロ先生：何を言っているのですか〜！
博士：冗談！冗談！　さて問題だ。

問題8：あなたは、お寿司屋さんでタコとマグロのにぎり寿司を注文しました。さて、タコとマグロを咬み切るとき歯や口は、どのような動きをしているでしょうか？

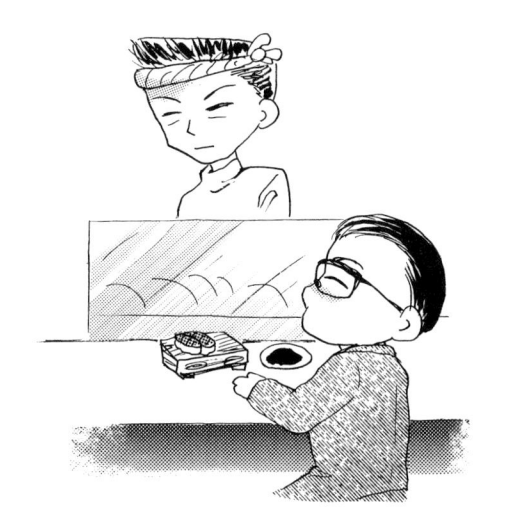

1．同じようにして咬み切る
2．違う咬み方をしている

ミッちゃん：マグロは簡単に咬み切れますが、タコは歯を横にずらして咬み切ろうとします。
博士：そうだね。ヒトの歯は食べものによって咬み切り方を変えるが、サメは同じ咬み切り方しかできないよ。ケンちゃんは、タコを咬み切れなかったら、体を動かして食べるかな？　サメの場合、咬み切れなかったら、獲物をくわえたまま体を動かして引きちぎろうとする。

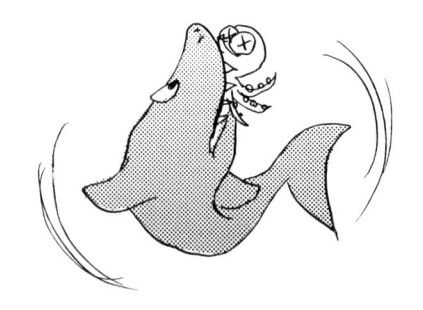

図31　サメは、体を動かし、獲物を引きちぎる

ケンちゃん：ワニも大きな獲物を捕まえたとき、体を廻して引きちぎるんだ。そういうシーンをテレビでみたことあるよ。(図31)
博士：ヒトの歯には、歯根や歯根膜があるため、食べものに合わせてアゴを動かしながら食べることができる。
チヒロ先生：やっぱり、歯の根や歯根膜って重要なのですね。

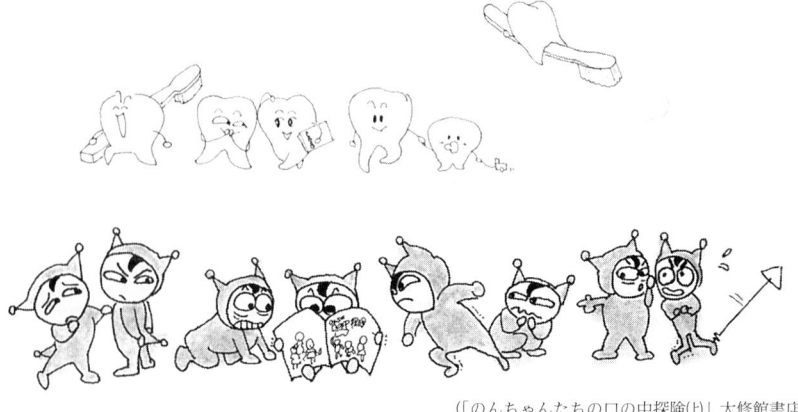

(「のんちゃんたちの口の中探険(上)」大修館書店)

2章 どうしてヒトの歯は一度しか生え代わらないの？ 95

11. 歯の形と食べもの

歯みがき博士：でも、ヒトの歯とサメの歯にはもっと大きな差があるのだよ。

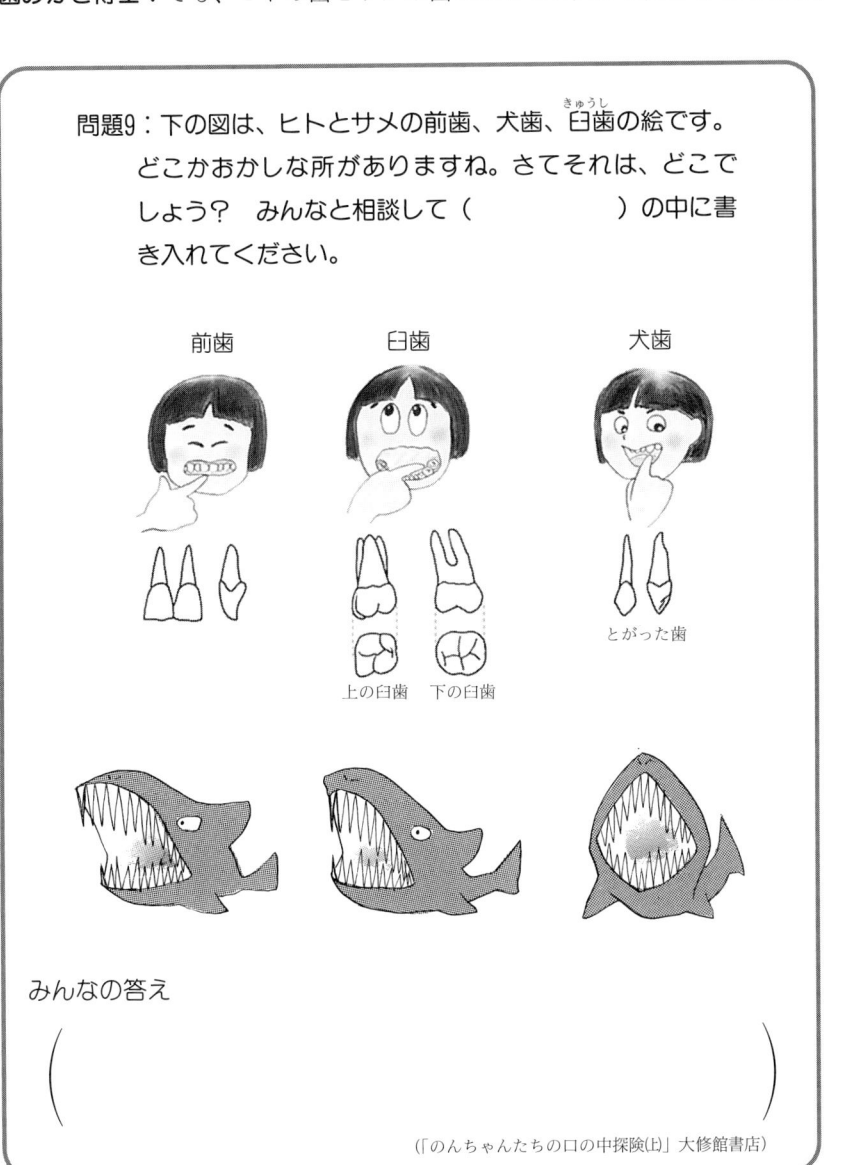

問題9：下の図は、ヒトとサメの前歯、犬歯、臼歯の絵です。どこかおかしな所がありますね。さてそれは、どこでしょう？　みんなと相談して（　　　　　）の中に書き入れてください。

前歯　　　　臼歯　　　　　犬歯

上の臼歯　下の臼歯

とがった歯

みんなの答え

(　　　　　　　　　　　　　　　　　　　　　)

(「のんちゃんたちの口の中探険(上)」大修館書店)

ケンちゃん：サメの歯は、前歯も犬歯も臼歯も同じ形をしているよ。
博士：そう、サメの歯はすべて同じ形の歯をしている。一方ヒトの歯には、咬み切る前歯、ひきちぎる犬歯、すりつぶす臼歯の3種類の歯がある。
ケンちゃん：ワニの歯は、尖った歯だけだよ。
博士：ヒトの歯には、3つの働きがある。しかしサメの歯は1種類しかない。

問題10：それでは、すべて同じ形の1種類の歯しかなかったら食事のときにどうなるでしょうか？
みんなで考えてください！

みんなの答え
(   )

ケンちゃん：臼歯ばかりだとこんな顔になるよ！（図32）
ミッちゃん：気持ち悪ーい！
チヒロ先生：一種類の歯だと、たくさんの種類の食物が食べられませんね。
博士：ところで、サメには手があっただろうか？
ケンちゃん：サカナの仲間には、手がないよ。
ミッちゃん：わかった！　サメにとって歯は、手の代わりをしているのね。
博士：ここで、ミッちゃんがサメ君とにぎり寿司を注文したとしよう。
ミッちゃん：おいしそう！
ケンちゃん：よだれが出そう！
博士：ミッちゃん、にぎり寿司を食べるとき、手にとって口に持っていくだろう？　まず、どの歯を使うかな。
ミッちゃん：まず、前歯で咬み切りま

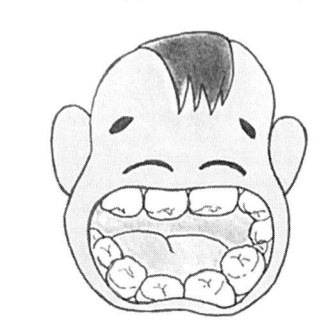

（「のんちゃんたちの口の中探険(上)」大修館書店）
図32　もし、臼歯ばかりしかなかったら…

2章 どうしてヒトの歯は一度しか生え代わらないの？　97

す。タコだったら犬歯を使うかもしれません。
博士：それから？
ミッちゃん：そして、臼歯ですりつぶして食べます。
博士：それではサメ君は、どのような食べ方をするだろう？

問題11：サメの食べ方を、またみんなで考えてみよう！
みんなの答え
(　　　　　　　　　　　　　　　　　　　　　　　　　　　　　　)

ケンちゃん：サメ君には、手がないから食べられません。しかたがないから、口の方をにぎり寿司に持っていきます。
ミッちゃん：行儀が悪ーい！
博士：歯ごたえのあるタコだったら？
ミッちゃん：歯が抜けてしまうかもしれないわ。
チヒロ先生：臼歯で嚙めないので、丸飲み食べをするしかないのですね。
博士：これでは、お寿司を味わうことができない。これがサメ君の食べ方なのだ。
チヒロ先生：ヒトの歯って、とっても便利にできているのですね!!　さらに、

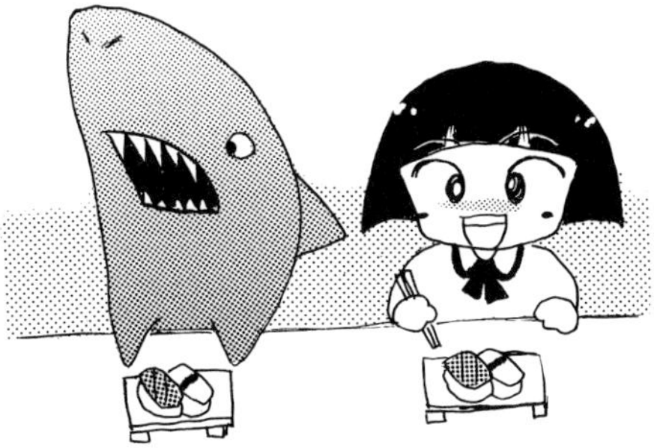

図33　サメは、にぎり寿司をどのように食べるだろうか？

　　　　　ヒトは、歯ざわり舌ざわりを楽しみながら食べられるし。
博士：ところで、ドイツ語で食べることをなんというか知っているかい？
チヒロ先生：確か、エッセン（essen）と言いましたね。
博士：そうだよ。よく知っているね。でもドイツ語では、ヒトが食べること
　　　をエッセン、動物が食べることをフレッセン（flessen）というんだ。
チヒロ先生：どう違うのですか？
博士：動物は、生きるためのエネルギーを確保するために食べる。すなわち
　　　フレッセンとは"エサ"として食べることだ。しかしヒトは、家族や
　　　友人と語らいながら、楽しく、おいしく食べる。これがエッセンだ！
チヒロ先生：なるほどね！

12. 歯の進化の話

歯みがき博士：ヒトは、"魚類"から、カエルなどの"両生類（りょうせい）"、そしてヘ
　　　ビやワニなどの"は虫類"、そして、ウマやイヌなどの"哺乳類（ほにゅうるい）"へ
　　　と進化してきた姿なのだよ。
ケンちゃん："魚類"のサメや"は虫類"のワニの歯は、先が尖（とが）っていたね。
博士：口の中に一種類の歯（同形歯性）しかないのは、"魚類"から"は虫
　　　類"の動物までの特徴だ。ヒトを含めた"哺乳類"は、口の中にいろ
　　　いろな種類の歯がある（異形歯性（いけいしせい））。

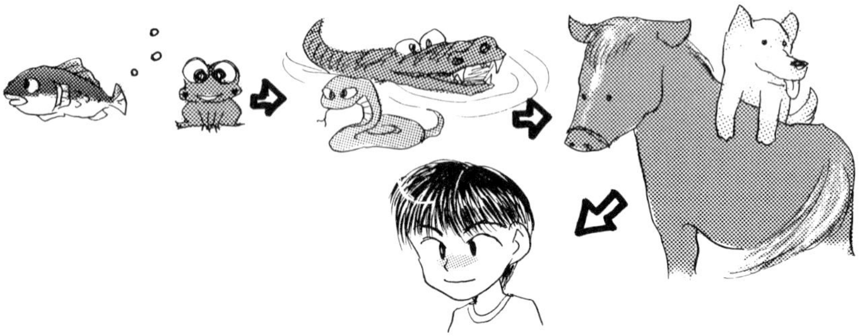

図34　ヒトは、魚類から両生類（カエル）、そして、は虫類（ヘビ・トカゲ）、さらには哺
　　乳類（イヌ・ウマ）をへて進化してきた。

チヒロ先生："は虫類"までの動物と"哺乳類"とでは大きく違うのですね。

博士：また歯の根がないのも、"は虫類"までの動物の特徴だ。

チヒロ先生："哺乳類"では、歯の根である歯根があるのですね。

博士：さらに、基本的には"は虫類"までは、電球のソケットにあたる歯槽骨がない。歯槽骨があることは、"哺乳類"の特徴だ。

チヒロ先生：そう言えば、"魚類・両生類・は虫類"は、卵から生まれると同時に、周囲の気温によって体温が変化する変温動物ですね。一方、ヒトは体温が一定（恒温動物）ですね。

博士：変温動物から恒温動物へ進化したのも、歯の変化によるものだ。

チヒロ先生：初めて聞きました。

博士："は虫類"までの動物は、食べものを丸飲み食べする。つまり胃より後で、食べものは消化吸収される。ところが"哺乳類"は、臼歯ができた。だから"哺乳類"では、歯も消化器官の一つとして進化した。さらに、何でも噛める歯になり、エネルギー効率が格段に良くなった。（図35）

チヒロ先生：エネルギー効率が良くなったから、体温が一定に保つことができる恒温動物へ進化したのですね。

博士：そうだ！ ヒトの体っておもしろいだろう！ 歯の中にも進化の意味がたくさん隠されている。

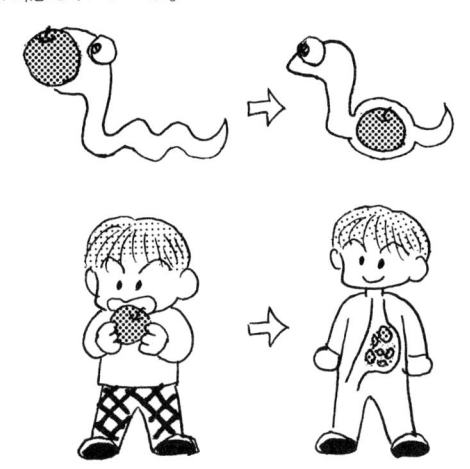

図35 は虫類までは食べものを丸飲みする。だから、胃より後が消化器官である。一方、ヒトは臼歯で噛むことによって口も消化器官の一部として進化する

13. 歯周病はサメの歯

歯みがき博士：ところで、歯ぐきの病気（歯周病）を知っているかい？

ミッちゃん：歯ぐきの病気もむし歯と同じ歯垢（むし歯菌のウンチ）によって起こるんでしょう？

チヒロ先生：むし歯予防と歯ぐきの病気の予防は、両方とも歯垢を取ることが大切なんですよね。

博士：歯ぐきの病気の始まりの歯肉炎を見てみよう。（図36・37）

ケンちゃん：歯と歯ぐきの境目に歯垢がたくさんついてる！

ミッちゃん：そして、歯ぐきが赤く腫れてる！（正常な歯ぐきはひきしまったピンク色です。図38）

チヒロ先生：どうして、こんなふうに歯ぐきが赤くなるのですか？　これだと、血がでやすい状態なのですよね。

博士：歯垢は、バイ菌の塊だ。このバイ菌が歯と歯ぐきの境目から体の中へ入ろうとしている。体は、バイ菌に負けまいと、バイ菌をやっつける白血球を歯ぐきの部分に集結させる。そのためには、歯ぐきの部分には、血管をたくさん作る必要がある。だから、歯ぐきが赤くなり膨れる。これが歯肉炎だ。

チヒロ先生：ケガをしたときに、傷口が赤くなるのも同じ理由ですね。

博士：歯肉炎が進むと、歯ぐきの骨が溶かされ歯が動き始め、ついには抜けてしまう。

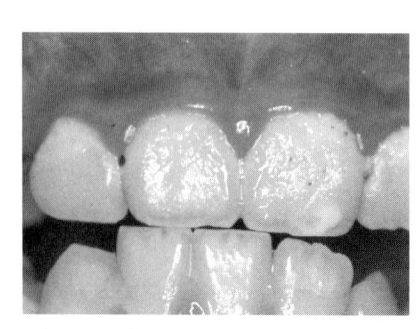

図36　むし歯も歯周病も原因は歯垢である　　図37　歯肉炎のため歯ぐきが赤く腫れている

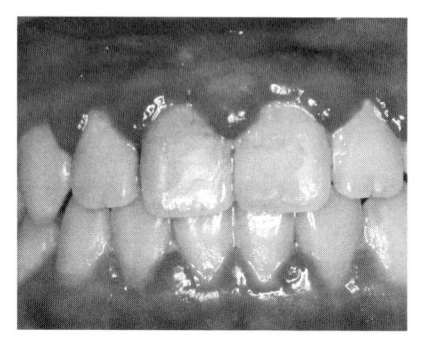

2章 どうしてヒトの歯は一度しか生え代わらないの？ 101

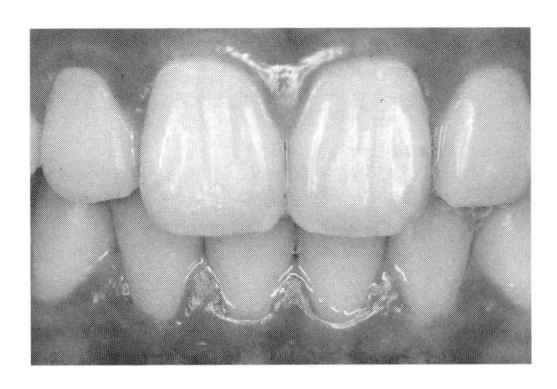

図38 きれいな歯：歯垢がついていないと歯周病は起こらない

チヒロ先生：すぐ抜ける歯、これはサメの歯と同じですね。
博士：この章を勉強して、いかにヒトの歯が素晴らしいか、わかっただろう？ そう！ 歯ぐきの病気の歯周病は、歯が埋もれている骨を失う病気だ。みんなは、サメの歯になりたいかな？
　　　ヒトの歯は一度しか生え代わらないけれど、大切に使えば一生保つようにできているんだよ。

■歯周病（歯槽膿漏）

（「のんちゃんたちの口の中探険(上)」大修館書店）

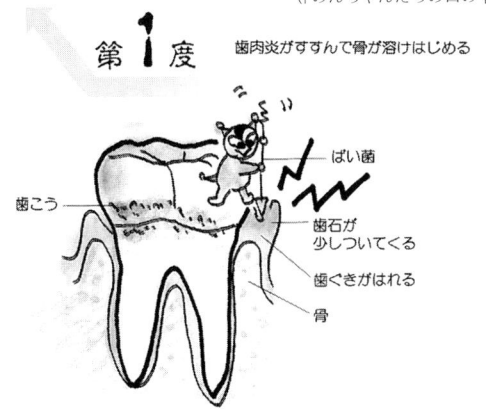

第1度　歯肉炎がすすんで骨が溶けはじめる

- ばい菌
- 歯こう
- 歯石が少しついてくる
- 歯ぐきがはれる
- 骨

第2度

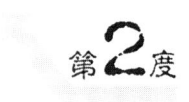

出血，口臭がめだってくる
歯が浮いた感じがする
歯肉が赤くはれる

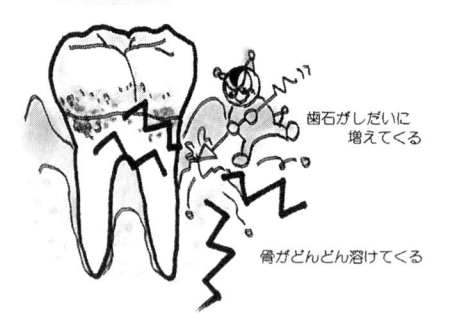

歯石がしだいに増えてくる

骨がどんどん溶けてくる

第3度

根がみえてくる
指でおすとウミが出る
ものがかみにくい
歯がグラグラする
歯肉がはれる

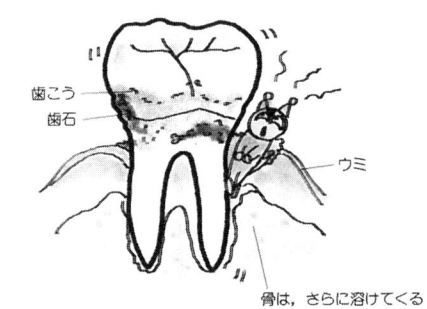

歯こう
歯石
ウミ

骨は，さらに溶けてくる

第4度

●歯が動くためものがほとんどかめない
●骨がないのでかむと沈み込み
●口臭がひどい
●ウミがいつも出ている

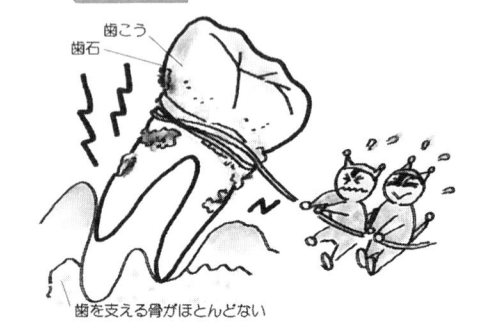

歯こう
歯石

歯を支える骨がほとんどない

［3］
動物の食生活と顔の形

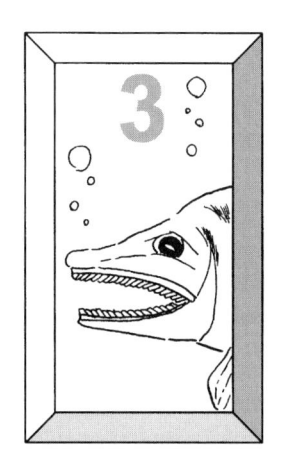

1．顔の違いは何の違い？

歯みがき博士：この章では、動物の食生活と顔の話をしよう。
チヒロ先生：食生活と顔とは、何か関係があるのですか？
博士：これが大ありなんだよ！ さあ、これはアユの絵だ。どちらのアユがおいしいと思う？
チヒロ先生：そんなこと、食べてもいないのに、アユを見ただけでわかるのですか？
博士：もちろん！ わかるよ。養殖のアユより天然のアユのほうがおいしいんだ。

問題１：この絵の一つは天然のアユ。もう一つは養殖のアユです。さてどちらが天然のアユだろう？

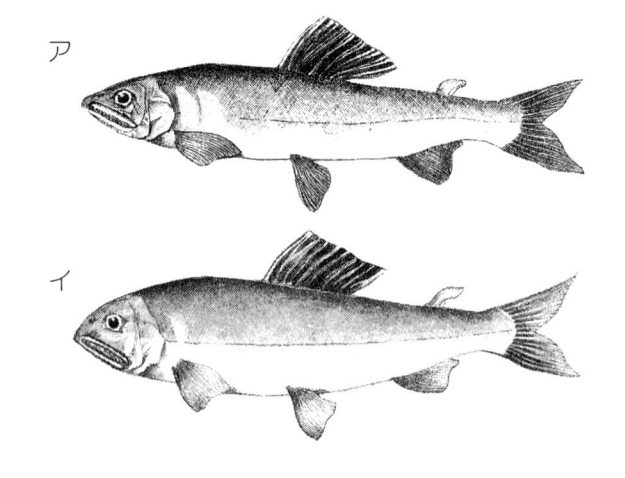

ア

イ

①天然のアユ（　　　）　②養殖のアユ（　　　　）

（「のんちゃんたちの口の中探検（下）」大修館書店）

3章　動物の食生活と顔の形　105

◀図1　アユの歯はヤスリのようになっている

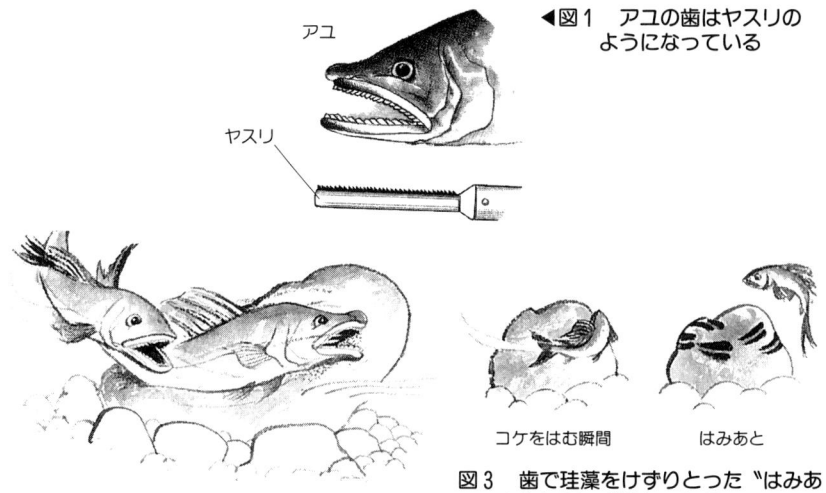

図2　アユは、石の表面のコケ（珪藻）を食べる

図3　歯で珪藻をけずりとった〝はみあと〟にアユが潜んでいる

コケをはむ瞬間　　はみあと

（「のんちゃんたちの口の中探険（下）」大修館書店）

チヒロ先生：エッー、そんなのわかりませんよ。どっちも同じに見える……。

博士：天然のアユは、上の方(ア)だ。

チヒロ先生：うーん、そう言われてみれば、天然のアユに比べると養殖のアユ(イ)の方は、太った顔をしているような気がしますね。

博士：天然のアユは、6月頃から川底の岩につくコケを食べるんだ。コケを十分に食べるためには、他のアユとの縄張り争いをしなくちゃならない。そのために、アゴは張るし、口は尖る。

　アユは、コケを〝ヤスリ状の歯〟で、こそげ取るようにして食べるんだが、この食べ方を〝はむ〟という。アユがコケを食べたあとの石に残された傷を〝はみあと〟と呼ぶんだよ。（図1・2・3）

　〝はむ〟という言葉は、〝歯〟に由来していて、アユ釣りの人たちは、この〝あと〟を見て、そこにアユがいることを知るんだよ。

チヒロ先生：ヤスリは、やはり先が細く、尖っていれば尖っているほどよいわけですよね。とすると…

博士：養殖のアユの場合は、与えられるエサを食べるだけだから、岩についたコケをこそぎ取る必要がない。ということは、縄張り争いをする必要もないから、動きも鈍くなる。

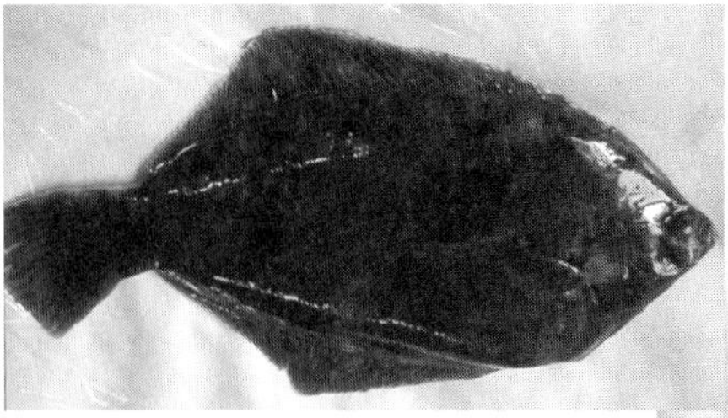

◀図4　カレイ

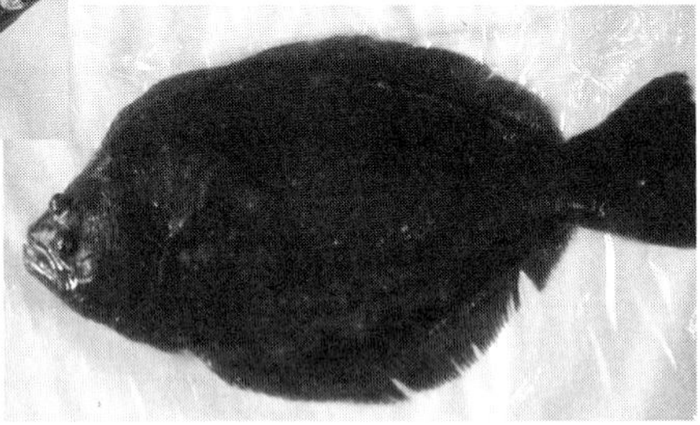

ヒラメ　図5▶

チヒロ先生：そうか!!　それでアゴが発達しないし、口も尖らないのね。
博士：だから、天然のアユの方が、身も引き締まりおいしいというわけなんだ。
チヒロ先生：へえ～。おサカナを買うときの参考になりますね。でも、これはアユ以外のおサカナにも言えることなのですか？
博士：もちろん。食べるものが違うことによって、顔に差が出ているんだよ。ところで、カレイとヒラメは、よく似ているだろう？　どっちがカレイでどっちがヒラメか、わかるかな？（図4・5）
チヒロ先生：俗に〝左ヒラメに右カレイ〟と言って、向かって左に目があるのがヒラメ、右にあるのがカレイと言うでしょう。とすると、右（図5）がヒラメで左（図4）がカレイかな。
博士：確かに、そういう話はよく聞くね。ところが、100％そうだとも言い切れない。たとえば、ヌマガレイはカレイなのに顔が左を向いている。それに、顔の向きの比率を見るとアメリカの西海岸では右向き：左向きが5：5、アラスカ沖では7：3、日本では10：0となるんだ。だから、顔での見分け方は、日本で通じても、世界では通じない。
チヒロ先生：顔の向きでは区別しきれないのね。
博士：そこで肝心なのが、顔つきなんだよ！　ヒラメとカレイは食べるものが違うんだ。そこで問題だ！

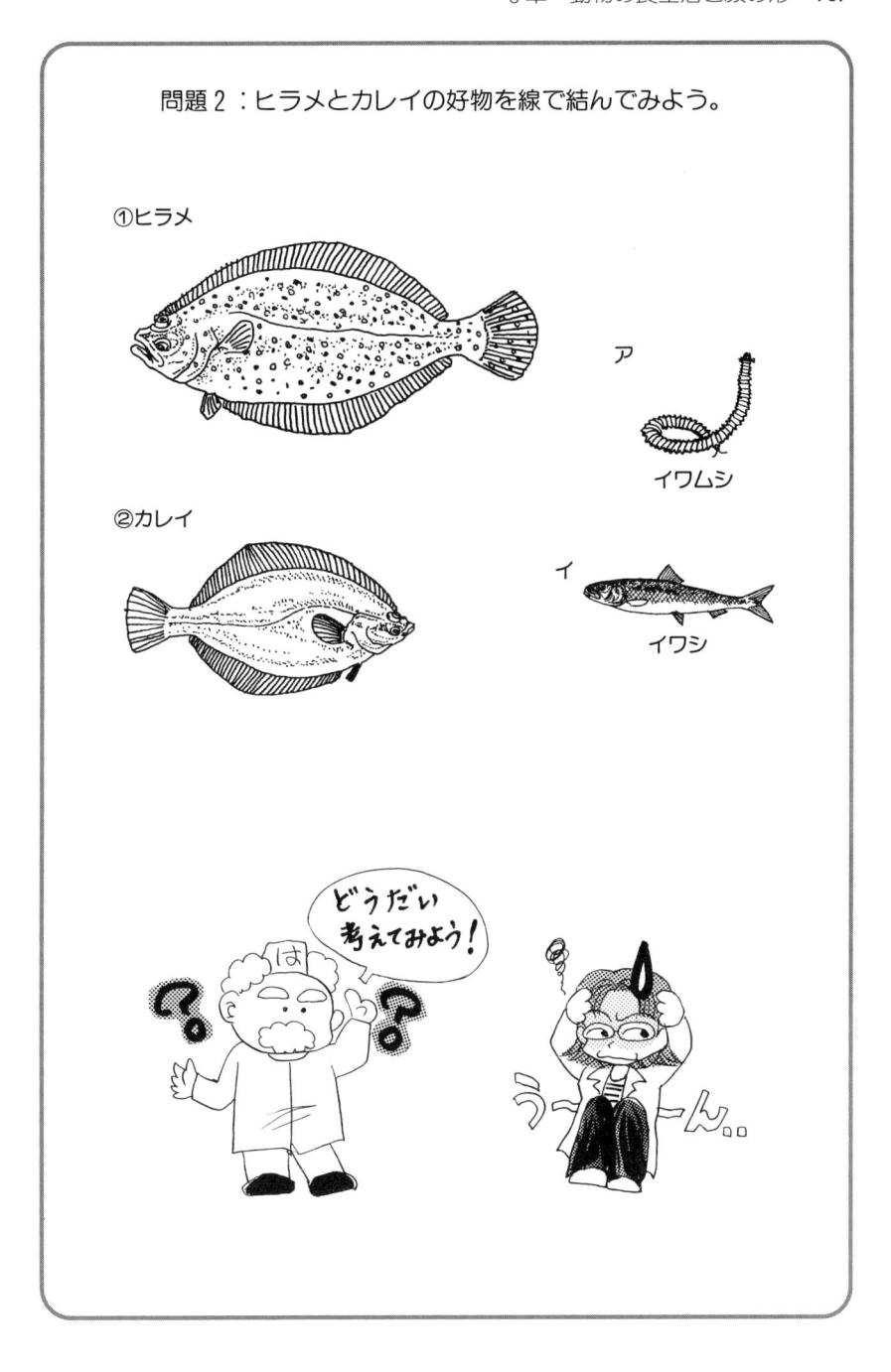

3章 動物の食生活と顔の形　107

問題2：ヒラメとカレイの好物を線で結んでみよう。

①ヒラメ

ア　イワムシ

②カレイ

イ　イワシ

どうだい
考えてみよう！

う〜ん..

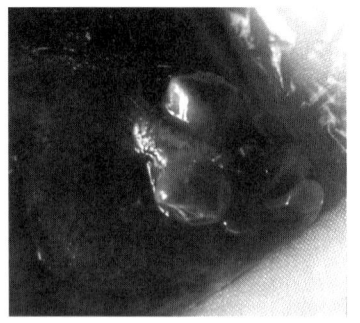

図6　カレイの口はおちょぼ口 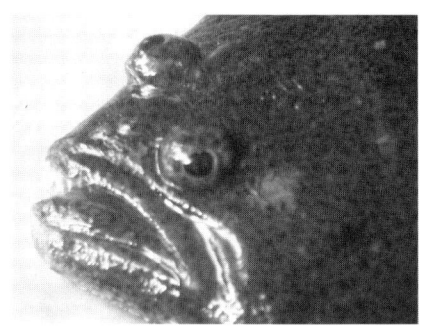　　　図7　ヒラメは口が大きく裂けている

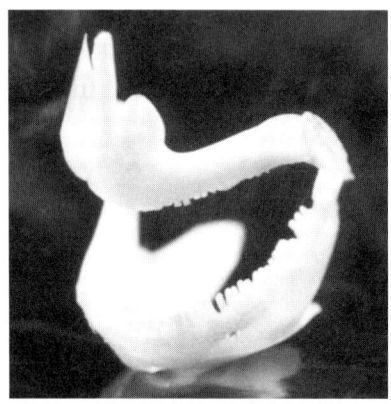

図8　カレイの歯は、ヤスリのように　　図9　ヒラメの歯：鋭く尖っている
　　　小さい歯

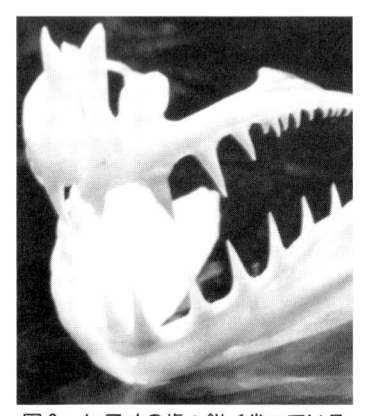

（写真提供：石黒幸司先生）

チヒロ先生：うーん…。

博士：正解はね、ヒラメはイワシやアジを食べる。カレイは、海の底のムシを食べている。どうだい、これが先ほどの話のヒントになるだろう。

チヒロ先生：それがヒントですか？　全体的にはよく似ているのにぜんぜん違ったものを食べているのですね。でも、まだよく…。

博士：じゃあ、もっとよくヒラメとカレイの顔をよく見てごらん。

チヒロ先生：はい。そうですね…、カレイはやさしそうな顔をしていますが、ヒラメは、どう猛な顔をしていますね。（図6・7）

博士：それに歯も違うだろう？　ヒラメの歯は、バラのとげのように鋭く尖っている。（図9）

チヒロ先生：本当だ！　咬まれたら痛そうですね。
博士：ところがカレイは、おちょぼ口で、歯は紙やすりのようにザラザラした感じがするだけだ。（図6・8）
チヒロ先生：食事のとき、カレイやヒラメの歯を比べてみます。
博士：それに今度水族館へ行ったときにも、顔の違いをよく見てごらん！

2．ブタとイノシシの食生活の違い

チヒロ先生：ヒラメとカレイの話はよくわかりました。でも、サカナ以外の動物では、どうなのですか？
歯みがき博士：そうだね。たとえば、ブタは、野生のイノシシがヒトにより飼い慣らされたものだ。
チヒロ先生：えー、ブタとイノシシとでは、ぜんぜん顔の形が違いますね。
博士：さあ、そこで問題だ。

問題3：この頭の骨は一つはイノシシ、もう一つはブタのものです。それぞれを線で結んでみよう。

1　　　　　　　　　　2

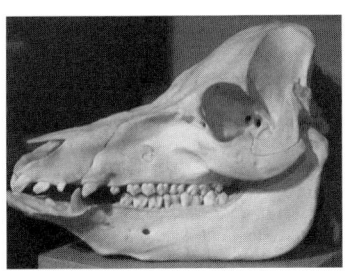

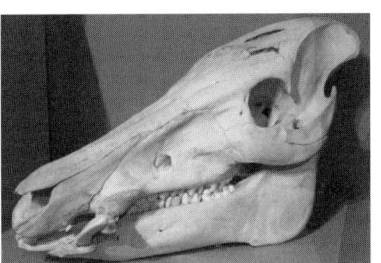

a　イノシシ　　　　　b　ブタ

チヒロ先生：うーん、顔の短いタイプがブタですか？

博士：ピンポーン！　正解は1－b・2－aだ。比較してみると、ブタのアゴは丸くてアゴや鼻あたりの骨が短くなっている。おまけに牙もない。

チヒロ先生：どうして顔が丸くなったのですか？　これは、太ったからではないのですか？

博士：野生のイノシシは牙や鼻を利用して、イモを掘ったり、小型の哺乳類を捕まえたりすることで、エサを手に入れる。また、牙は外敵から身を守る道具でもある。ところが、イノシシを、ヒトが肉を食べるために飼い始めた。

チヒロ先生：そうか！　そのためにヒトがエサを与えるわけですね。

博士：イノシシは、エサを探す必要がなくなるので、牙がなくなる。獲物を捕らえるには嗅覚が発達している方が有利だし、鼻の容積も広い方が有利だ。たとえば、イヌの嗅覚はヒトの10万～1000万倍発達しているが、エサを与えられ続けると、鼻の容積が減って鼻が短くなるんだ。

チヒロ先生：だから飼いならされたイノシシの鼻は短くなり、顔も丸くなっていって、今のブタのようになるのね。

博士：オオカミとイヌの関係も同じなんだよ。

チヒロ先生：そういえばオオカミとイヌは似ていますね。

博士：ヒトは外敵から身を守るためにオオカミを飼い始めた。それがイヌになる。
だから古代エジプトの壁画や像は、どことなくオオカミに似ている気がする。

チヒロ先生：そう言えば、顔が長いですね。

博士：大型犬は、長い顔をしている

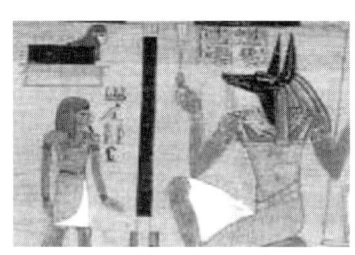

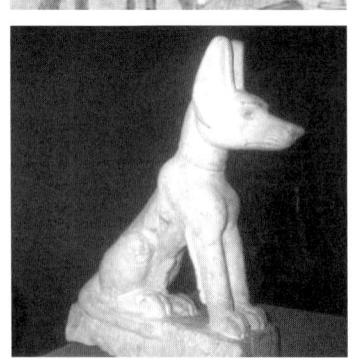

図10　古代エジプトの犬

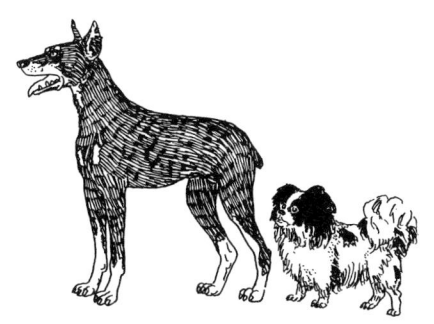

図11 小型犬は鼻やアゴの骨が退化し顔が丸い

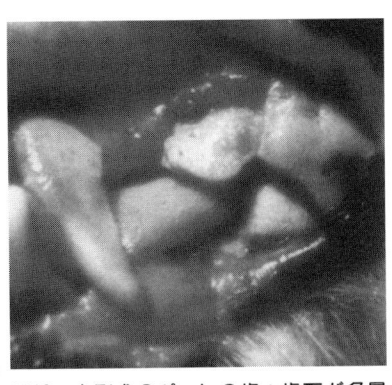

図12 小型犬のペットの歯：歯石が多量に付いている

だろう。ところが小型犬は、どうだろう？

チヒロ先生：そういえばチンは、顔が小さくて鼻も低く、丸顔ですね。（図11）

博士：ペットは、基本的に可愛がられて、自分でエサを見つけなくても与えられるからね。図12を見てごらん。これは、小型犬のペットの口だ。

チヒロ先生：歯石がたくさん付いていますね。

博士：そう。それに歯の根が埋まっている骨が溶けて歯がグラグラしている。

チヒロ先生：歯周病になっているのですね。

博士：ペットショップに固いエサと缶詰のやわらかいエサが売っているだろう？　やわらかいエサばかり食べているイヌには歯周病が多いんだよ。

チヒロ先生：そう言えば、最近小学生や中学生に歯周病が増えていると聞きますが……。

博士：どうも、似たような関係がありそうだね。〝オオカミ〟と〝ヒトに飼われ始めた頃のイヌ〟の違いは、歯を見ればわかるんだ。

チヒロ先生：歯の形ですか？

博士：形というより、歯と歯の隙

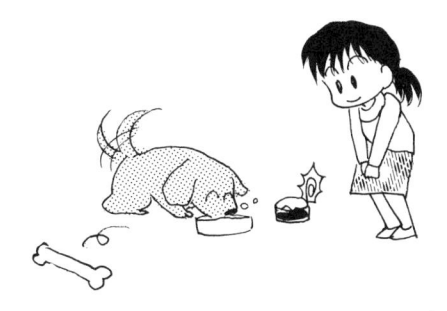

図13 エサを与えることにより、オオカミがイヌになった

間を見るんだ。隙間が広いほうがオオカミで、狭い方がイヌだと考古学の本には書かれてある。

チヒロ先生：オオカミの方が、硬い食物を食べていたからアゴが発達して、隙間が広いわけですね。

3．ヒトの頭と顔の違い

チヒロ先生：ところで博士、これまでのお話を聞いていて、一つふしぎなことがあります。サカナやイノシシやオオカミは、歯をよく使うから顔が長くなり口元が尖るのでしょう。でもヒトの場合は、噛まないからアゴが細くなると言われています。これは逆だと思うんですが……。

歯みがき博士：よい質問だね。ヒトの頭や顔は23の骨からできている。それを、大きく脳を守る頭の骨（脳頭蓋）と鼻やアゴ等の顔の骨（顔面頭蓋）に分けられる。（図14）

ヒトの場合は、脳が発達しているから頭の骨も大きい。そしてアゴの骨が大きいと顔の形が四角や丸に見える。ところがアゴの骨の発達が悪いと頭が大きいので口元が細く面長な顔にみえる。

他の動物は頭が小さいので、アゴの骨の割合が大きい。（図15）だか

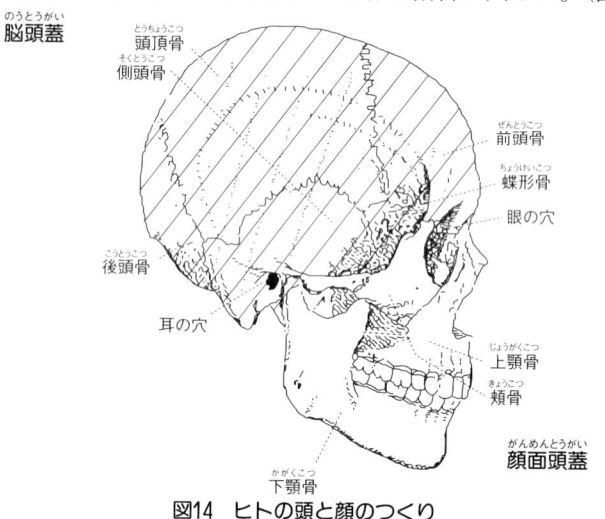

図14 ヒトの頭と顔のつくり

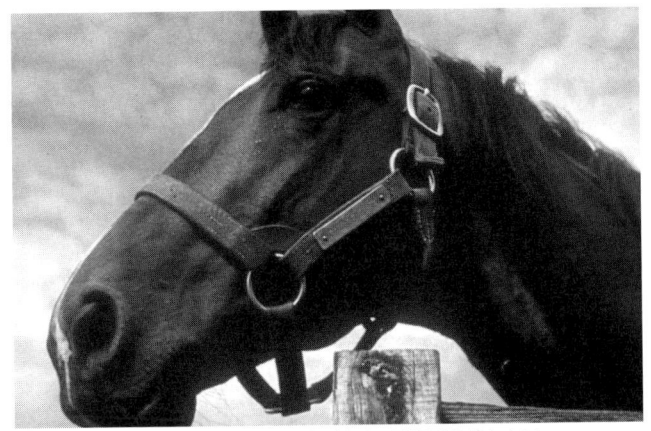

3章 動物の食生活と顔の形 113

図15 ウマは顔面頭蓋が大きく脳頭蓋が小さい

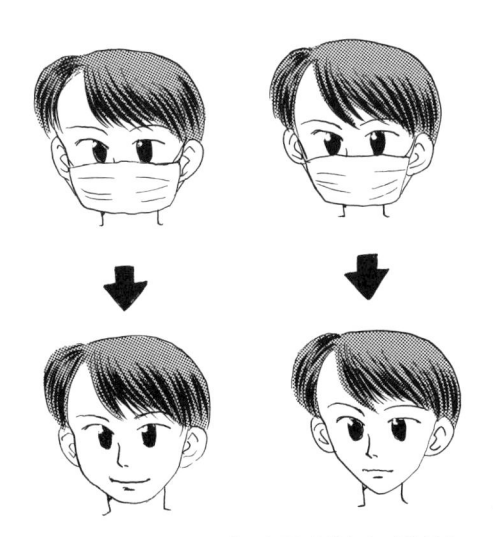

図16 頭の大きさは同じでもアゴが小さくなると…

　　　ら顔が長くなる。図11（P.111）を見てごらん。小型犬はエサを与え
　　　られるので、アゴの骨が小さくなり、丸く見える。
チヒロ先生：なるほど！　単なる大小というより、頭と顔のバランスが変わ
　　　るわけですね。現代人は、やわらかい食べものの影響でアゴが細くな
　　　り、歯並びが悪いヒトが増えたと聞いたことがありますが…。
博士：完全に証明されたわけではないけれどね。ただ、先ほどの頭の骨の大

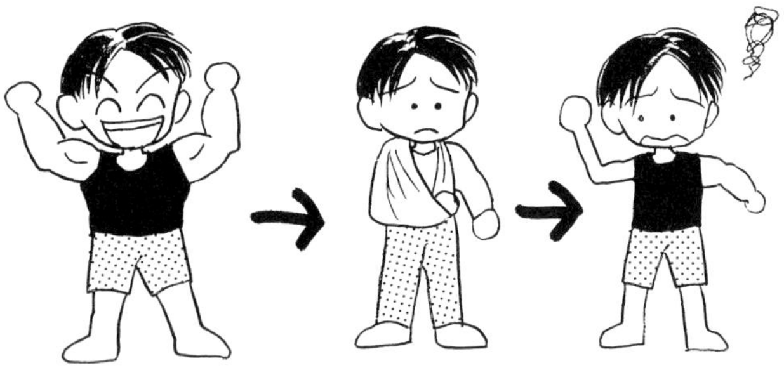

図17　筋肉を動かさないと、骨は細くなる

きさは生まれる前の遺伝的傾向が強い。それに対してアゴの骨は、生れた後の後天的な影響が強い。よく動かす骨というのは、後天的な影響を受けやすい。（図16）

チヒロ先生：よく動かす骨って？

博士：たとえば、腕の骨折をしたらギブスで固定する。そして、ギブスをはずすと腕が細くなるというだろう。これは腕を動かさないのでまず筋肉が落ちてくる。筋肉が落ちると骨からカルシウムが溶け出し、骨も細くなる。（図17）アゴの骨もむし歯のために噛めなかったり、やわらかい食べものばかりで噛むことが少なくなるとこのようなことが起こりえる。

チヒロ先生：歯並びが悪いと、やはり矯正が必要なのですか？

博士：歯並びが悪いということは、見栄えだけの問題ではないことを知っておくことが大切だ。

チヒロ先生：どういう意味ですか？

博士：歯並びが悪いと、歯の寿命が短くなる。この理由は、５章の宇宙のところで話そう。

チヒロ先生：歯並びの悪い部分は、ていねいにみがくように子どもたちに話しておく必要があるのですね。いずれにしても、よく噛んで食べることが大事というわけですね。

博士：歯の問題ばかりではないよ。食物アレルギーを専門に研究しているお医者さんも、その予防はよく噛むことだと言っている。

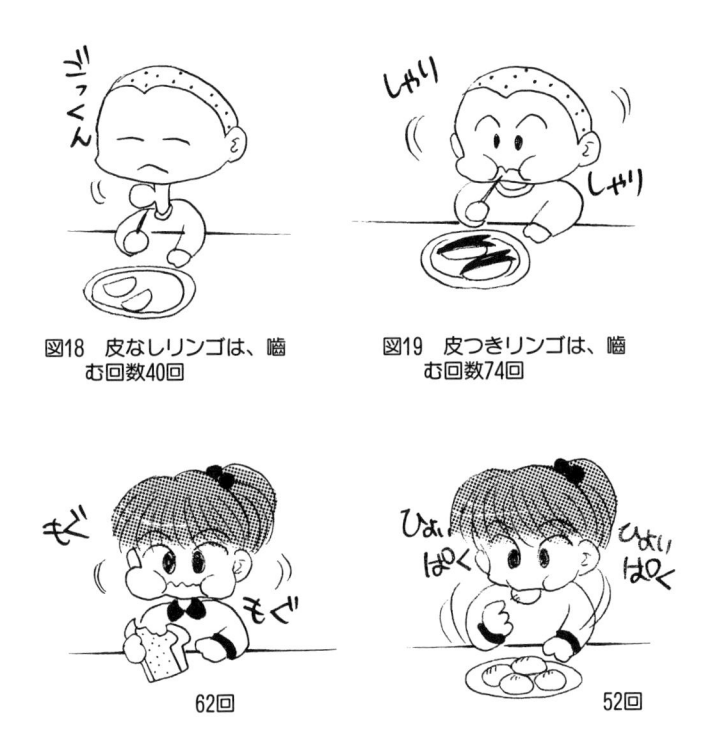

図18 皮なしリンゴは、噛む回数40回

図19 皮つきリンゴは、噛む回数74回

62回

52回

図20 ミミ付きのパンは、噛む回数が増加する

チヒロ先生：どうして食物アレルギーと噛むことが関係あるのですか？

博士：食物というのは、基本的にヒトにとって異物だ。よく噛み、消化させることによって、体に同化する。

チヒロ先生：なるほど、よく噛まないで飲み込むと消化に影響するというわけですね。

博士：未消化物が腸に達したとき、腸に傷があればそこから体内に入り、抗原になる可能性もある。

チヒロ先生：噛むことが大切なのはよくわかりました。でも「硬い食べものを与えなさい」「1口30回噛みなさい」などと言いすぎると、本来楽しいはずの食事が、苦痛になるのではないかと心配です。

博士：まったくその通りだ。だから、子どもたちが気がつかない間に噛む回数が増えているような食べものを与えることを心がければよいだろう。

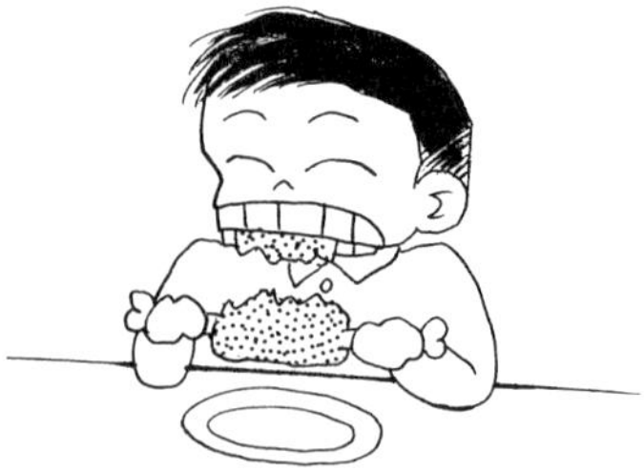

図21　前歯で切って、臼歯で嚙む

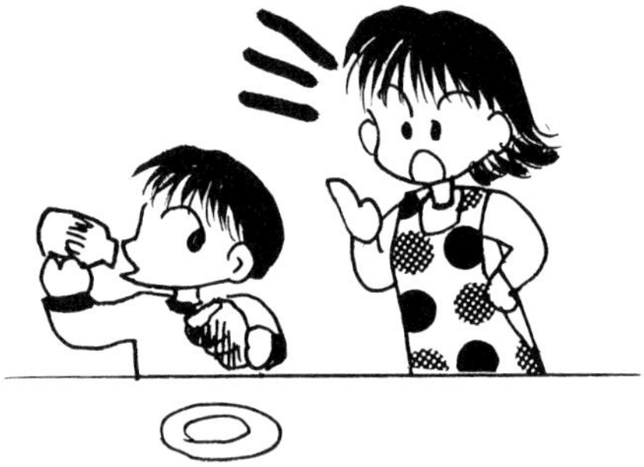

図22　飲みものを飲みながら食べると、嚙む回数が減少する

　　　たとえば、皮をむいたリンゴと皮付きリンゴでは、嚙む回数がそれぞれ40回と74回で約1.8倍違う。（図18・19）

チヒロ先生：そういう感じだったら、子どもたちは、気がつきませんね。

博士：ミミの付いた食パンだって、嚙む回数が増えるんだ。（図20）

チヒロ先生：サンドイッチは、ミミ付きにすればいいのね。他にはどうですか？

博士：ヒトに前歯と臼歯があるのは、食べものを前歯で切って臼歯で嚙みなさいという意味があるように思う。（図21）

チヒロ先生：どういう意味ですか？

博士：嚙むというと、臼歯を思い浮かべるだろう。幼稚園の子どもたちの弁当の内容を見に行くと一口おにぎりや一口ウインナー等のおかずが多かった。こういう食べものは、どの歯を使って食べているのだろう？

チヒロ先生：うーん、前歯で軽く切って、臼歯で嚙みますね。そして、すぐに飲み込んでしまいます。ほとんど臼歯を使っていますね。

博士：そうだろう！　前歯をあまり使わないだろう？　前歯は、本来包丁の役割をしているから、包丁で細かく切れば切るほど、口の中に入れたときに前歯を使わない。だから前歯の歯並びが悪くなるような気がする。

チヒロ先生：そう言えば、レトルト食品も前歯を使いませんね。包丁の代わりに加熱して食べやすくしてあるのですね。

博士：要するに、前歯をよく使う食べものが、よく噛む食べものなんだ。カレーや味噌汁の具も、細かく切らないでおくと自然に噛む回数が増える。（図23・24）

チヒロ先生：他にもヒントをください。

博士：水分の量も噛む回数に大きく影響するんだよ。たとえば、水分の量が多い食べものであれば、噛まずに飲み込んでしまう。しかし、少なければ良く噛んで、ツバと十分に混ざらなければ飲み込めない。学校給食で、子どもたちが食べている様子を観察していると、まずパンをスープ等につけて食べている子は、ほとんど噛んでいないね。

チヒロ先生：要するに、水分で流し込み食べをさせないように気をつけるのですね。（図22）

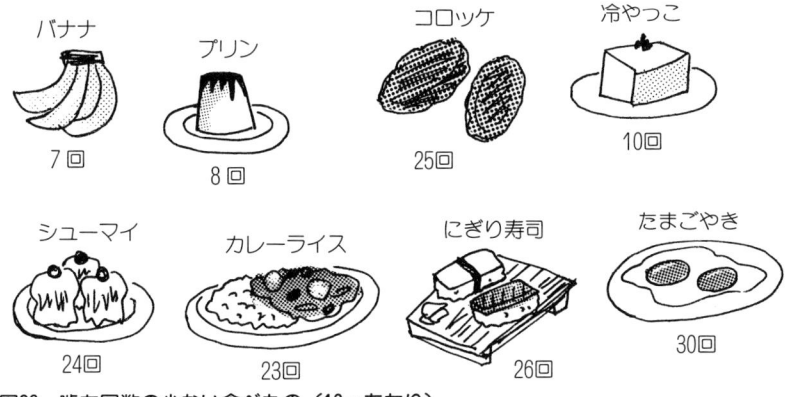

図23　噛む回数の少ない食べもの（10gあたり）

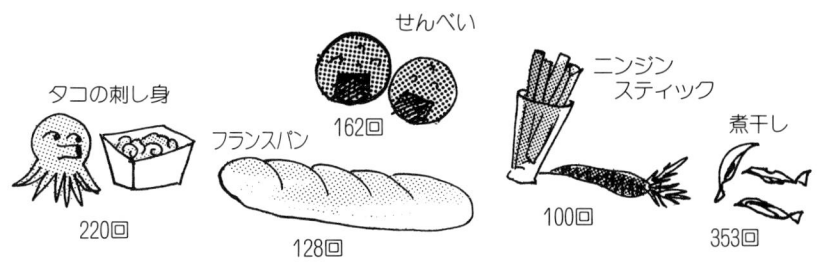

バナナ 7回　プリン 8回　コロッケ 25回　冷やっこ 10回
シューマイ 24回　カレーライス 23回　にぎり寿司 26回　たまごやき 30回

図24　噛む回数の多い食べもの（10gあたり）

タコの刺し身 220回　せんべい 162回　フランスパン 128回　ニンジンスティック 100回　煮干し 353回

（参考：「料理別咀嚼回数ガイドブック」風人社より）

博士：また最初に牛乳を飲む子も、ほとんど嚙まないね。逆に、よく嚙んでいる子は、最後に牛乳を飲んでいる。家庭でも、お茶は、食後に飲むという習慣をつけることだね。

チヒロ先生：学校では、パンとオカズと牛乳を順番に食べる〝三角食べ〟を指導していますが…。

博士：〝三角食べ〟には意味があるのだろうけれど、その意味を見直す時代に来ているのだろう。

チヒロ先生：最近は、日本の若者の顔が変わってきたといわれますけれど、動物の顔だって昔に比べれば、ずいぶん変わってきているのですね。

博士：そうだよ。ヒトだって動物だからね。嚙むことが少ないとまず筋肉が弱くなる。
　そうすると筋肉が付いている骨も頑丈(がんじょう)である必要がなくなる。以前にも話したけれど、口は食べものが入る最初の場所だから、食べものが変わると、まずその変化が出てくるところが、口だと思うんだ。

[4]
歯とスポーツ選手の不思議な関係

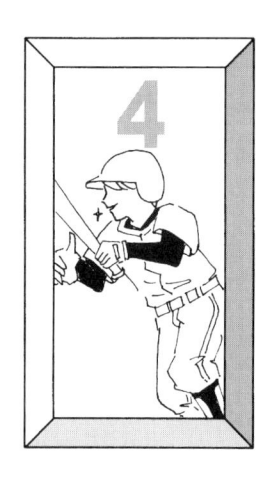

1．イチロー選手の歯みがき回数

歯みがき博士：この章では、スポーツにまつわる歯の話をしようと思う。

チヒロ先生：どんな話が出てくるのか楽しみですね。それに最近、運動と歯の関係が注目をあびているようなので、運動を通じて子どもたちに歯の大切さを教えられればいいなあと思っていたんです。
　何かおもしろい話がありますか？

博士：歯がよくないと、一流選手にはなれないとも言われているのは知っているかね？

チヒロ先生：そうなんですか！　確かに運動するときには、無意識に歯を食いしばるから、よい歯が必要ですね。世界最大のスポーツイベントといえば、オリンピックですが、オリンピック選手にはよい歯の人が多いのかしら。

博士：そうだね。30年以上も前から、アメリカのオリンピック選手は、試合前に歯の噛み合わせの調整までして、最大限の力を出せるようにして試合に臨んでいたんだ。

チヒロ先生：歯に対する考え方が、ずいぶん進んでいるのですね。

博士：短距離で有名なカール・ルイス選手は、ソウルオリンピックの頃には、歯の矯正をしていたんだよ。

チヒロ先生：どうしてですか？

博士：100メートルを10秒以内で走るためだ。そのコンマ何秒の壁を破るために、考えられることはすべて行っているんだよ。そういう努力は、記録を更新して世界一になるためには必要なことなんだ。そう言えば、大リーグで活躍中のイチロー選手も同じなんだよ。
　ところで彼は、1日に何回歯をみがくと思う？

チヒロ先生：うーん、どのくらいでしょうか。やはり、歯を大切にしているのでしょうね。

博士：イチロー選手は、日本歯科医師会が毎年行っている「ザ　ベスト　スマイル　オブ　ザ　イヤー賞」を受賞したことがある。
　そのときのインタビューに対して、「基本的にはお風呂に入る数と同

じなので、朝一度、練習後のシャワーで一度、寮に帰って一度、夕食後に一度、晩の練習後に一度」と答えているんだよ。（図1）

チヒロ先生：ヘエー！　5回もみがいているのですか。私は、せいぜい3回なのに。

博士：どうして5回もみがいているのだと思う？

チヒロ先生：たぶんカール・ルイス選手の歯の矯正と同じように、打率をアップさせるために、考えられることはすべて行っているのではないかしら。その一つが歯を大切にすることなのでしょう。

博士：イチロー選手は、パリーグ時代に5回も首位打者を獲得した。にもかかわらず、毎年打撃フォームを変えていた。

チヒロ先生：普通の打者は、首位打者をとれば、フォームを変えませんよね。

博士：そこが、イチロー選手のすごいところだと思う。普通の打者だったら、一度首位打者をとれば、慢心してしまうが、イチロー選手はそうはならなかった。彼が狙っているのは、4割打者ではなく10割打者だと思うんだ。（図2）

博士：試験勉強でもそうだろう？　たとえば、直前に試験範囲を一通り勉強したとしよう。おそらく、平均60点くらいは取れるだろうね。ところ

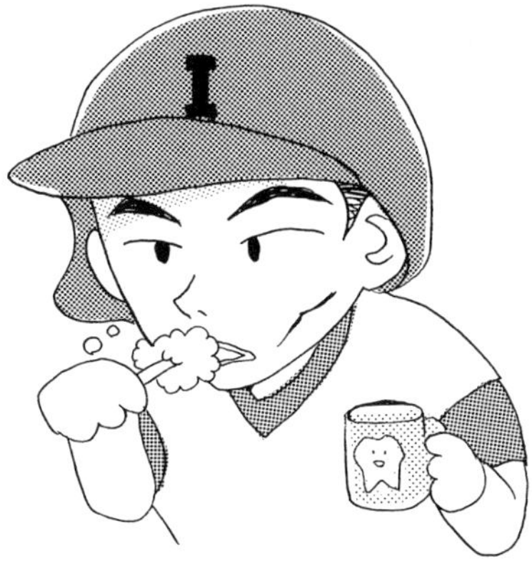

図1　イチロー選手は1日に5回歯をみがいていた

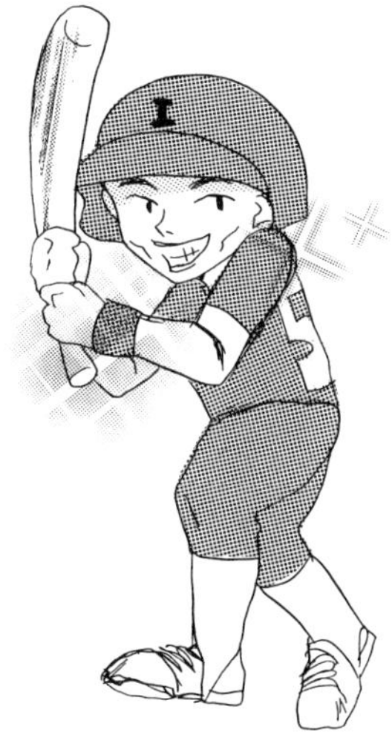

図2　10割打者をめざすために歯を大切にする

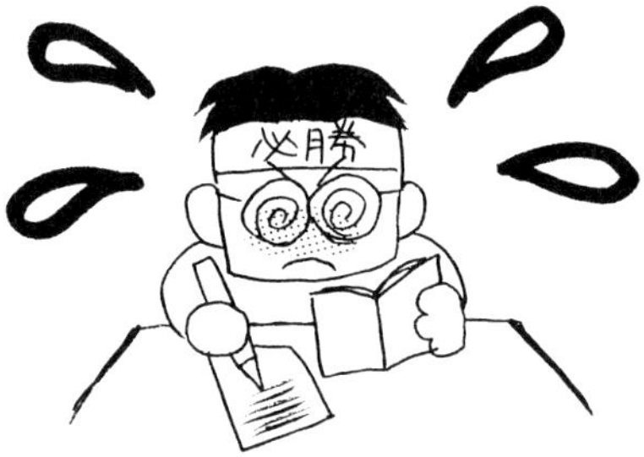

図3　100％の子どもたちが瞳を輝かせて聞いてくれる話をするために勉強する必要がある

　　　が、70点を取るためには、その2〜3倍勉強をしなくてはならない。そしてさらに80点を取るためには、さらに数倍の努力が必要なんだ。そして90点以上となると、わずか1点アップするために、80点取るくらいの勉強を数十倍しなくてはならない。

チヒロ先生：高いレベルになると、少々のことでは点数が伸びなくなってくるのですね。

博士：そう考えると、イチロー選手にとっては、歯みがきも打率という点数をアップするために、考えられることの一つなのかもしれない。

チヒロ先生：一流の選手になるには、そのことに対する徹底した〝こだわり〟が必要なのですね。

博士：これは一流選手に限らず、養護教諭にも通じる話だよ。たとえば、従来型の歯の話をしていて、60％の子どもたちが聞いてくれるとすると、これは60点の話だ。

チヒロ先生：さらに多くの80％の子どもたちを、惹きつけるためには、もっとおもしろい話題と展開が必要ですね。

博士：だろう…？　そして養護教諭も、100％の子どもたちが、瞳を輝かせて聞いてくれるような授業をめざしているだろう？　ボクだってそうだ。診療室でも、子どもたちそれぞれが、興味を持っているものを聞きだして、それが歯につながるように話をすることで、子どもたちの動機づけにしている。

2. 野球選手の歯の話あれこれ

チヒロ先生：野球と歯の関係というと、他にどんな話があるのですか？

歯みがき博士：プロ野球選手の歯の話題はたくさんあるんだよ。特に、シーズンオフのスポーツ新聞は、話題が少ないのでよく載っているよ。注意して見てごらん。歯が悪くて活躍できなかった選手は多いんだ。

チヒロ先生：そういう話は気分が沈んでしまうので、歯を治すことで活躍できた選手の話をしてください。

博士：歯の治療をして、打率がアップした大選手がいるよ。セリーグのY球団にドラフト1位で入ったH選手だ。彼は、期待されて入団したが、今一つ伸び悩んでいたんだ。

あるとき、2台の体重計に右足と左足を、片足ずつ乗せて測ってみたところ、右と左の体重の割合が7：3を示していた。

チヒロ先生：それは、どういうことなんですか？

博士：通常、体重計に片足ずつ乗せると、右対左は5：5になるはずだ。

チヒロ先生：わかった！　右に重心がかかりすぎていたのですね。

博士：右に重心がかかるということは、どんな球でもレフト方向へ引っ張るばかりで、ライト方面に流し打ちができないということなんだ。

チヒロ先生：そうか。だから打率が伸びなかったのね。

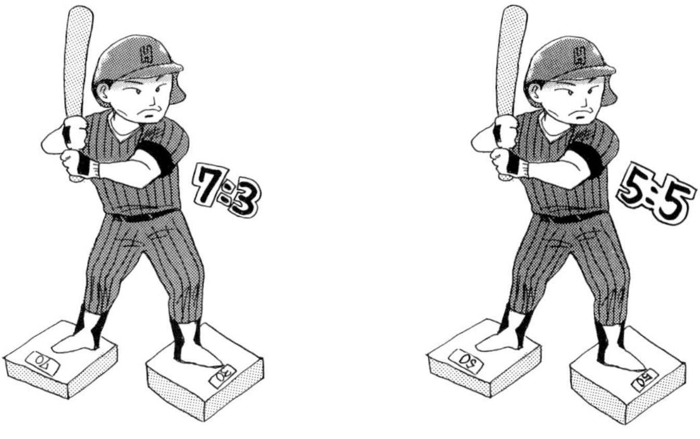

図4　歯の治療で打率がアップしたH選手

博士：その選手の奥さんは、歯科衛生士だったので、歯の嚙み合わせを治したらどうかとアドバイスをしたそうだ。そこで、歯の嚙み合わせの治療をしたところ、その後の打率が飛躍的にアップした。H選手はその後、G球団、T球団の4番打者として大活躍したんだよ。

チヒロ先生：野球の好きな子どもたちに使えそうな話ですね。私もそういう新聞記事を手に入れたいのですが……。

博士：僕は、そのような新聞記事を集めているんだ。大リーグで活躍しているM選手やS選手のもある。興味がある方は、僕に聞いてください。

チヒロ先生：具体的には、どうすればいいですか。教えてください。

博士：この本の最後のページに、僕のホームページアドレスが載っている。

■歯を大切にしている職業の例

プロ野球選手は歯を大切にしています

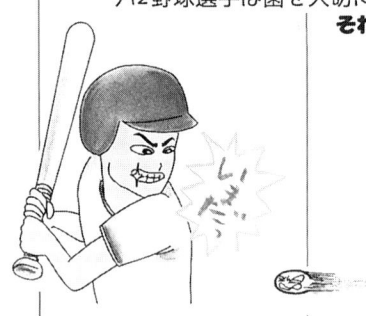

それはなぜ？ いろいろな運動をするときに、歯はとても大切です。たとえば野球選手。ボールを打つ時には歯をくいしばります。もしくいしばる歯がないと力がでないので、ボールが遠くへ飛びません。ボールを投げる時にも、よい歯の人のほうが遠くまで投げることができます。また、はやく走る時にも歯は大切です。

サッカーのシュート、テニスのスマッシュ、みんな歯をくいしばります。だから一流の選手はみんなよい歯をしているはずです。

ニュースキャスターは歯を大切にしています

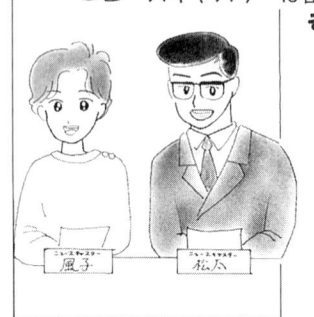

それはなぜ？ 大きな声で、ア・イ・ウ・エ・オと言ってみましょう。次に、サ・シ・ス・セ・ソ！今度は、舌を前の歯にあてないで、サ・シ・ス・セ・ソ！
――どうですか？うまく言えましたか？しゃべりにくいし、聞き取りにくいですね。前歯は発音ととても関係が深いのです。前歯が虫歯などでなくなると、サ行がうまく言えず、ことばが伝わりにくくなります。だから、司会者、アナウンサーなど、話すことを仕事にしている人は、とても歯を大切にしているのです。

（「のんちゃんたちの口の中探険(上)」大修館書店）

3．「過労歯」(かろうし) とは?

歯みがき博士：僕は、プロの野球選手の診療をしたことはないが、ノンプロの野球チームの歯科検診を行ったことがあるんだが……。

チヒロ先生：どうでした！　やはり歯は良かったですか？

博士：驚くほどきれいな歯をしていたのが、エースの投手と4番バッターだったよ。まったく別格の歯をしていたのが印象的だった。

チヒロ先生：野球選手は、バットでボールを打つ瞬間に、歯をしっかり噛みあわせることによって、体中に力をみなぎらせ、ボールを遠くまで飛ばしているんですね。そのため、元巨人軍のO選手は、現在は歯が悪いんだとよく言われていますね（図5）。

博士：O選手のように、歯を使いすぎてボロボロになる歯のことを何て言うかわかるかい？

チヒロ先生：わかりません！

博士：歯を酷使して　歯がダメになることを　「過労歯」って言うんだよ。

チヒロ先生：ブッー！　ザブトン1枚取り上げてください！

博士：元阪神のN監督は、「選手にとって歯は資本だから…」という考えだった。そこで歯の治療費は、税金を申告する際に必要経費で落とし

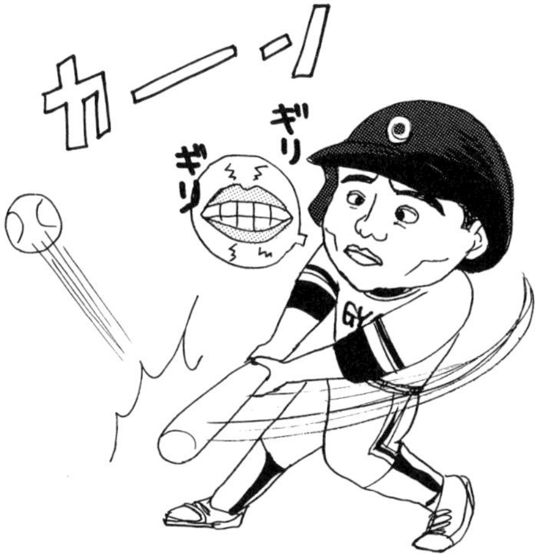

図5　ボールを打つ瞬間に、歯をしっかり噛み合わせる

ていたという話もあるぐらいだよ。

4．お年寄りで、歯並びが悪い方はいない!!

歯みがき博士：そう言えば、L球団のM投手。彼は、パリーグのエースとして、現在大活躍(だいかつやく)している。ところがね、一つだけ気になるところがあるんだ。

チヒロ先生：エーッ！　何ですか？

博士：図6は、M投手の口元だ。上の前歯の隣にある歯（側切歯）の歯並びが気になるんだ。

チヒロ先生：そう言えば、内側に1本入っていますね。でも、それが何か…。

博士：歯並びが悪い部分は、むし歯や歯周病になりやすいんだよ。

チヒロ先生：どうしてですか？

博士：たとえば、机の上に積み木が並んでいたとしよう。（図7）そうすると汚れがたまりやすい部分は、積み木と机の境目だ。これは、言ってみれば、歯と歯グキの境目にあたる。（図9）

チヒロ先生：でも、博士、積み木と積み木の間も汚れがたまりやすいです。

博士：それは、歯と歯の間にあたるんだよ。では、積み木が図8のようにガタガタに並んでいたらどうだろう？

チヒロ先生：汚れがたまりやすい部分が急に増えますね。

博士：こうなると歯垢がたまりやすい。しかもこの部分の汚れは、取りにく

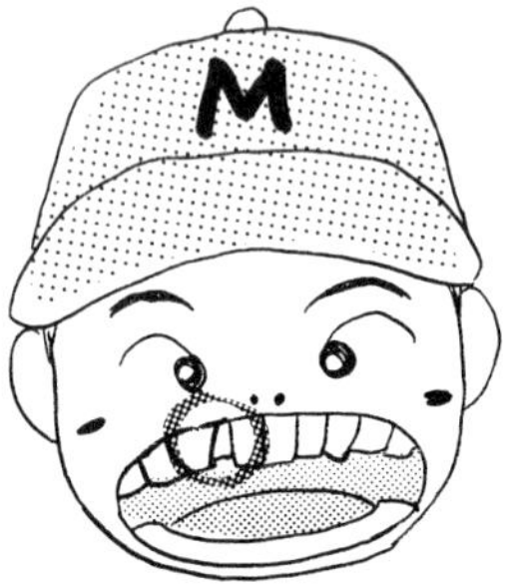

図6　パリーグのM選手の前歯を見ると…

いんだ。(図10)

チヒロ先生：それで、むし歯や歯周疾患になりやすいのですね。

博士：ちなみにお年寄りで、歯並びの悪い方を見たことあるかい？

チヒロ先生：そう言えば…。見たことありません。

博士：そうだろう。歯並びが悪い部分というのは、汚れがたまりやすいので早く歯を失いやすいんだ。

チヒロ先生：歯並びの悪い子どもたちには、その部分をていねいにみがく必要があることを、教えなければならないのですね。

博士：歯並びの問題は、見た目だけの問題ではなく、歯の寿命とも関係している。現在は、歯並びの悪い子どもたちが増加している。でも歯並びの治療は、健康保険が効かないので、すべての人が治療できるわけではない。だから、このことは教育現場でもぜひ教えてほしいと思う

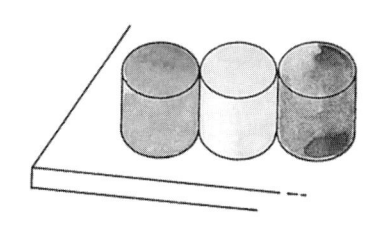

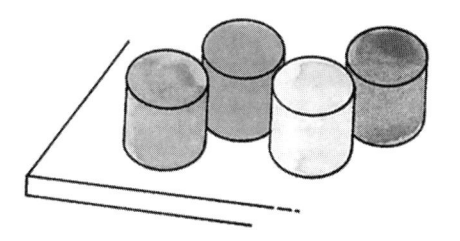

(のんちゃんたちの口の中探険(上)」大修館書店)

図7　汚れがたまりやすい場所は？

図8　デコボコの積み木では汚れがたまりやすい場所が増える

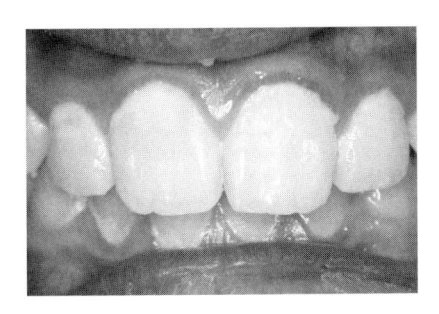

図9　歯と歯グキの境目、歯と歯の間の汚れは積み木と同じ

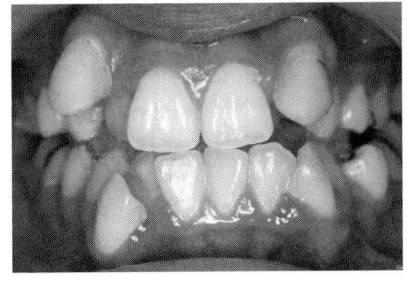

図10　歯ならびが悪いところは歯垢がたまりやすい

んだよ。M投手の話をすれば、誰もが興味を持って聞いてくれると思うのだが。

5．オリンピックの選手村、患者さんの多いのは何科？

チヒロ先生：他のスポーツでも、歯にまつわる話はありますか？

歯みがき博士：最初にもちょっと話したが、オリンピックでもたくさんある。オリンピック期間の前後に、新聞をていねいに捜していると、歯にまつわる記事がでているよ。たとえば、シドニーオリンピックのときは、マラソンで有名なT選手が、練習中に前歯の差し歯が外れてしまい、急いで歯医者さんに行った話。柔道のY選手が試合の1カ月くらい前に、親知らずが痛み、食事ができなかった話。(図11)

チヒロ先生：食事ができなければ、体力が落ちて試合どころではありませんからね。

博士：それから、冬季オリンピックのときのある選手の話だ。この選手は、ジャンプで跳んでいるときに体が横に傾くクセがあるそうだ。

チヒロ先生：まっすぐ跳ばないと、距離が伸びませんよね。

博士：そうだね。そこで彼は、筋力トレーニングをしたが、思ったほど効果が得られなかったようだ。

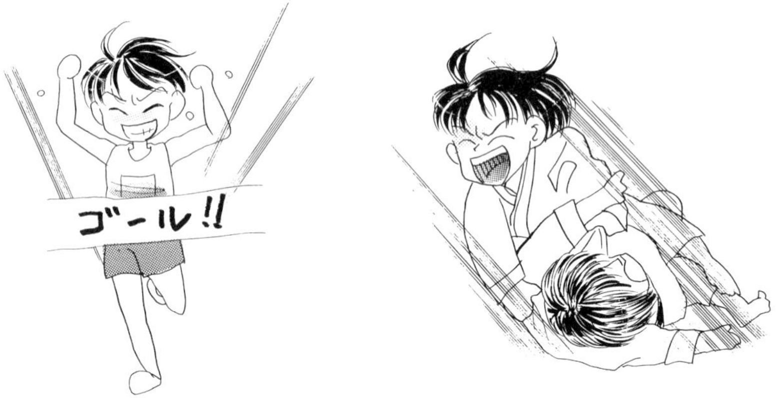

図11 マラソンでも柔道でも、歯にまつわる話は多い

4章　歯とスポーツ選手の不思議な関係　129

チヒロ先生：そうなんですか。とすると、他に考えられることは…。

博士：この選手、歯並びが思わしくない。

チヒロ先生：まっすぐ飛ぶことと歯並びと、どのように関係するのですか？

博士：一般に内臓(ないぞう)は左右非対称だが、骨は左右対称だろう。

チヒロ先生：そう言えば、歯も対称ですね。

博士：体は、左右対称(さゆうたいしょう)でないとバランスがとれない。骨が非対称だったら微妙にゆがむだろう。だから歯も左右対称の方が良い。

チヒロ先生：なるほど。だから、体が横に傾いてしまうのね。

博士：彼は、そこでスポーツと歯について研究している歯科の先生に、治療をしてもらっているそうだよ。(図12)

チヒロ先生：それでは、これからが期待できますね。

博士：そうだね。なんといっても、オリンピック選手が、特に神経質(しんけいしつ)になるのが健康管理(けんこうかんり)の問題だ。

チヒロ先生：最高のコンディションで試合に望むためには、日頃からの健康管理が第1ですよね。

博士：もちろんだよ。オリンピック開催(かいさい)中の選手村には、ケガや病気のために、選手や役員用の総合診療所(そうごうしんりょうじょ)がある。そこには内科をはじめ、外科、整形外科、眼科、歯科などがあるんだ。

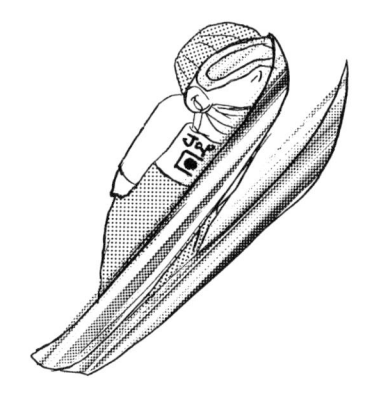

図12　歯が左右対称でないと、まっすぐに飛べない

図13　長野冬季オリンピックでも歯の話題が多かった

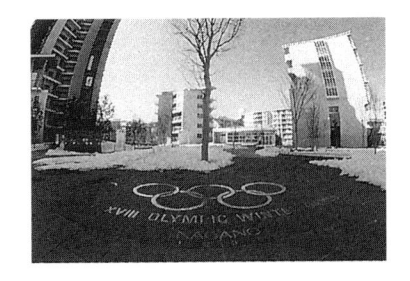

チヒロ先生：いろいろな科があるのですね。

博士：そこで問題だ。長野オリンピックの前は、リレハンメルで冬期オリンピックが開催されたね。

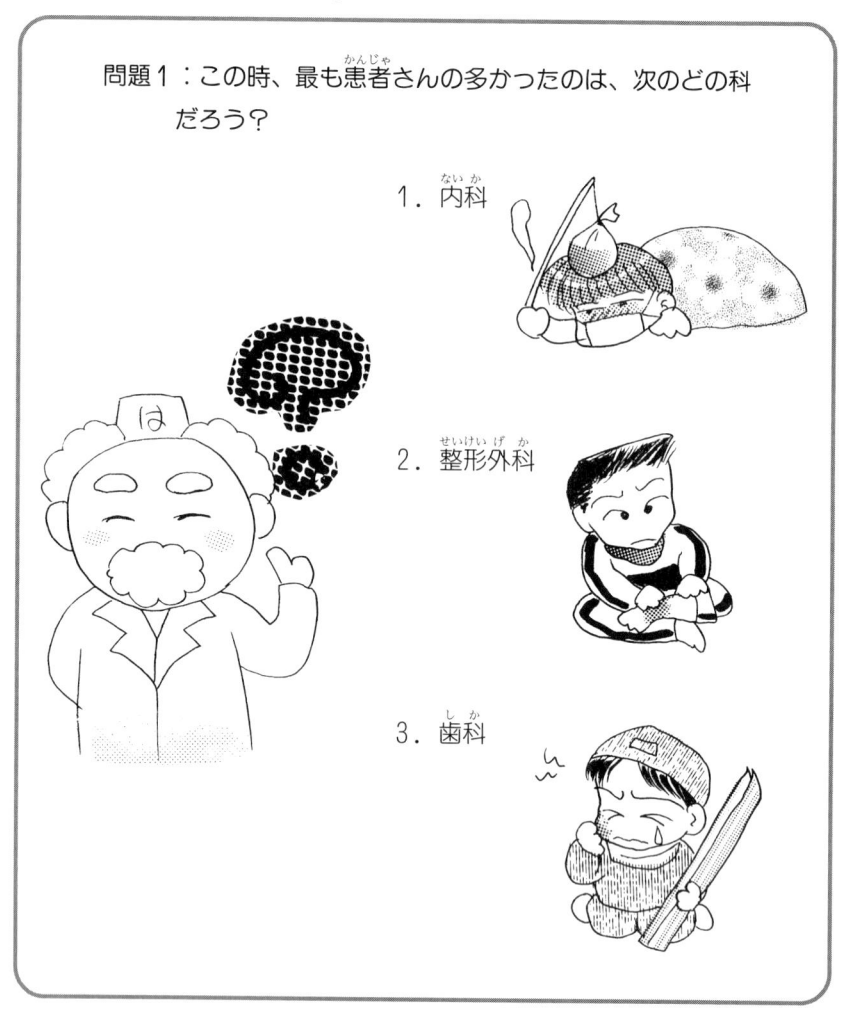

問題1：この時、最も患者さんの多かったのは、次のどの科だろう？

1. 内科

2. 整形外科

3. 歯科

チヒロ先生：冬季オリンピックは冬だから、風邪が流行る。内科ですか？

博士：ブーッ！

チヒロ先生：それじゃ、練習中や試合中のケガのせいで整形外科ですか？

博士：これも　ブーッ！

チヒロ先生：それじゃ、残った歯科ですか？

博士：ピンポーン！　リレハンメル大会のときは、のべ434人の患者さんのうち、205人が歯科の患者さんだった。

チヒロ先生：となると、約半分が歯科の患者さんだったのですね。

博士：だから長野大会では、他の科のお医者さんは１人だったけれど、歯医者さんを２倍にするように、国際オリンピック委員会（IOC）の医事委員会から、特別に指示があった。

チヒロ先生：実際、患者さんは、どのくらい来られたのですか？

博士：当時、インフルエンザが流行っていたので内科が一番多かったが、歯科はのべ260名だった。歯が痛い人だけではなく、競技中に強い力が歯に加わるせいで、歯の詰めものが取れるケースも多かったようだ。

チヒロ先生：スポーツ選手も歯が命なのですね。

博士：そう言えば、マラソンのM選手が、アメリカに陸上留学していたとき、コーチから最初に言われたのが「練習はむし歯を治してから…」ということだったそうだ。それまではトレーニングを第１に考え、歯が痛むときには鎮痛剤に頼って、走り続けていたらしい。

チヒロ先生：ヘェー！　それで、むし歯をまず治されたのですね。

博士：それから半年後のレースで、宿舎が同室になった優勝候補のヨーロッパの選手が、夜になって歯が痛くなって涙していたのを目の当たりにして、コーチに感謝したそうだ。レース前の歯の痛みは集中力を低下させ、"歯をくいしばる"ラストスパートにも歯止めがかかると言っている。

チヒロ先生：やっぱり運動選手にとって、歯はとても大切なのですね。一流のスポーツ選手に歯の悪い人はいないと言われるのは本当のことなのですね。

6．力士と歯の話

歯みがき博士：これは、ある相撲専門(すもうせんもん)のお医者さんから聞いた話だけれど「歯が悪いと三段目以上の力士になれない」そうだよ。

チヒロ先生：相撲の序列(じょれつ)には、横綱(よこづな)や大関(おおぜき)・小結(こむすび)・前頭(まえがしら)が"幕内"で、その下に"十両"、"幕下"、"三段目"、"序二段"、"序の口"と続くのでしょう。三段目って言ったら、最初の方ですよね。歯が悪いと、ここまでにも来れないんですか…。

博士：ある親方が、「歯の治療をおざなりにしている力士に、強い人はいません。歯を食いしばれないと、ぐっとこらえる力が出ない。アゴが上がると体の筋肉も緩(ゆる)む。下積(したづ)み時代、場所中に歯が痛み出し、歯を食いしばれなくて敗退する力士をたくさん見てきた」と話している。

チヒロ先生：プロスポーツって、すごいですね。

博士：大相撲(おおずもう)でも小型で体重の軽い"技巧派(ぎこうは)の力士"には、歯の悪い方が多いそうだよ。（図14）

チヒロ先生：やはり食いしばることが多いからですか？

博士：大きい力士のように体格(たいかく)を利用できないので、腕力・気力・歯の力をすべて総動員(そうどういん)してやっと勝つんだ。だから引退近くになると、悪くなる。それから、土俵(どひょう)での張り手で歯が欠けたりするだろう。そうする

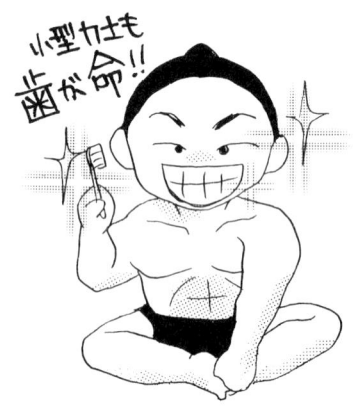

図14　小型力士は、早く歯がダメになりやすい

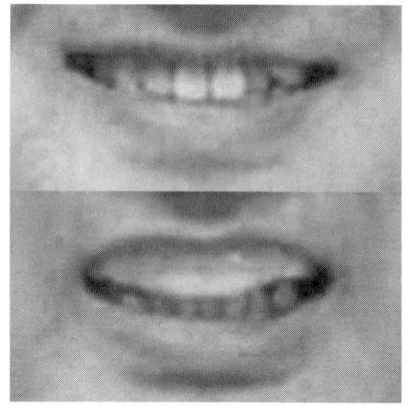

図15　マウスピースを入れ、口の中のケガの予防をしている（下はマウスピース装着時）

と食べものが食べられないので力が出ない。だから、ボクシングやアメリカンフットボールではマウスピースを入れて、口の中のケガを予防しているんだ。また、マウスピースは脳振盪(のうしんとう)の予防にもなる。そのため、試合中には口に入れることが規則になっている。(図15)

7. 歯の状態と運動能力

チヒロ先生：でも、今までの話はスポーツ選手に限ったことなのでしょうか？ 子どもたちとは直接関係はないのでしょうか？

歯みがき博士：そんなことはないよ！ これは一般の子どもたちでも言えることだ。そこでちょっと実験をしてみた。この写真は、幼稚園に通っているA君とB君の口の中の写真だ。(図16・17)

チヒロ先生：A君はきれいな歯をしていますが、B君には乳歯にむし歯がありますね。

博士：B君は、奥臼に8本のむし歯がある。そこで問題だ。

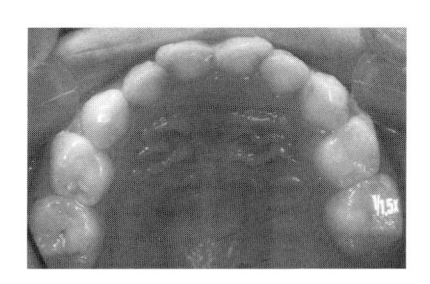

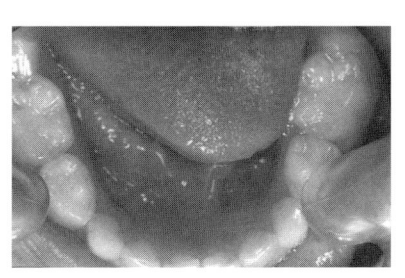

図16　A君：むし歯なし

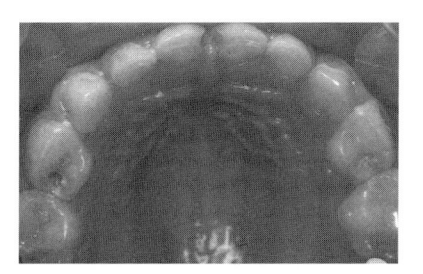

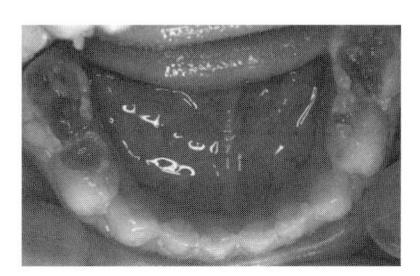

図17　B君：むし歯あり
　　　（臼歯に8本）

問題2：A君を100％としたらB君は、どのくらい噛む能力があるだろう？

1．100％　2．約80％　3．約50％　4．約30％　5．約10％

ケンちゃん：ボクは、80％くらいだと思う！
ミツちゃん：ワタシ、半分の50％。
チヒロ先生：それでは、30％。
博士：正解は、約30％くらいだ。
チヒロ先生：でもどうして、わかるのですか？
博士：口を閉じて、歯を合わせてごらん！　上下の歯が当たっている。特別な紙を噛んでこの面積を調べる。A君は、上下の歯が当たった面積は、約30㎜²だ。（図18）ところがB君は、9㎜²しかない。（図19）
ケンちゃん：本当だ！　たったこれだけのむし歯で面積が30％しかないや。
チヒロ先生：面積を調べて噛む効率を測るのですね。
博士：むし歯のないときや歯並びがよい場合、その面積が増加する。
チヒロ先生：だったら反対にむし歯や抜いた歯が多い場合、あるいは歯並びが悪い場合は、面積は減少するのですね。

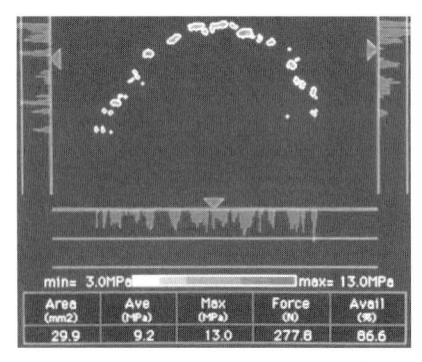

図18　むし歯のないA君の噛み合わせの面積は約30㎜²

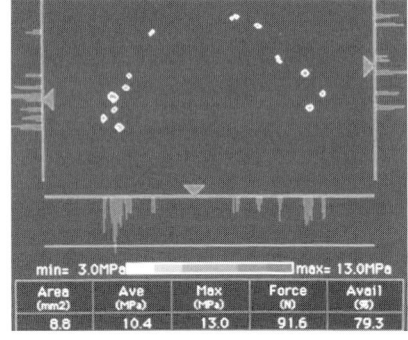

図19　B君の面積は約9㎜²でA君に比べ30％も噛めていない

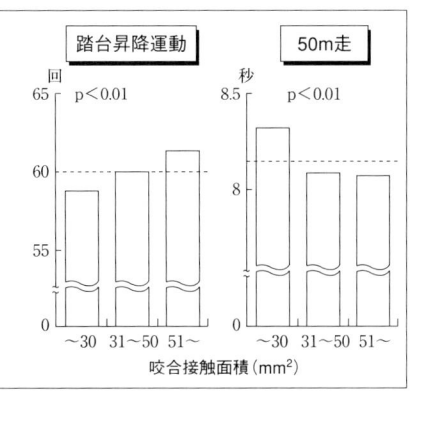

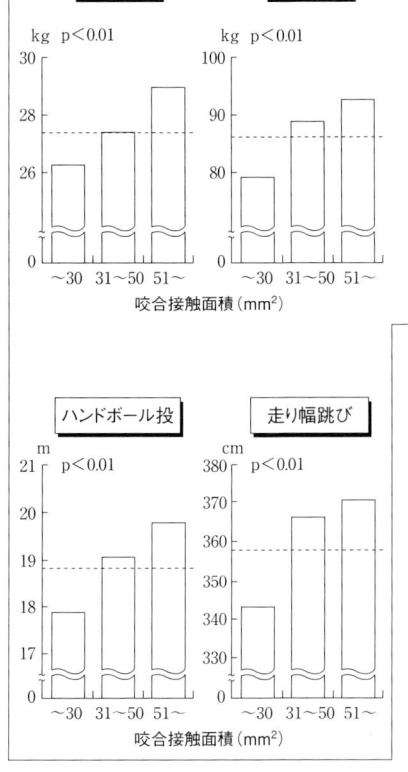

4章 歯とスポーツ選手の不思議な関係

図20 むし歯がなく、嚙み合わせのよい中学生は、すべての運動能力テストや体力テストで優れている

博士：これを利用して、中学生の運動能力テストや体力テストを行ったことがある。そうすると握力・背筋力・踏台昇降運動・50メートル走・ハンドボール投げ・走り幅跳び、等ほとんどの項目と関係があった。（図20）

チヒロ先生：本当ですね。歯のよい生徒は、握力や背筋力だけではなく、ハンドボール投げでも2m、走り幅跳びで25cm、50m走では0.3秒優っていることがわかりますね。

博士：また、嚙む力を測る咬合力計という器械もある。（オクルーザーフォースメーター　発売元：モリタ）これを利用して、小学生の咬合力（嚙む力）の大小と背筋力をみてみると咬合力が40kg以上の者と25kg以下の者ではそれぞれ45.6kg、21.3kgと約2倍の差がある。（図21）その他ソフトボール投げについても関係が深いことがわかる。（図22）

チヒロ先生：すごいですね。歯と運動能力の関係は、プロの運動選手だけでなく、子どもたちにも言えることなのですね。

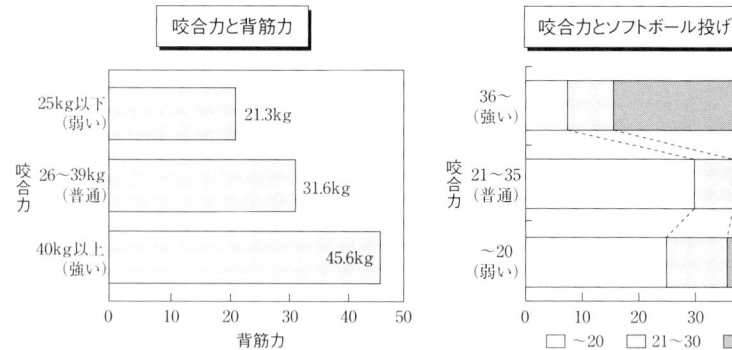

図21 噛む力の強い小学生は、背筋力も優っている

図22 噛む力の強い小学生は、ソフトボールを遠くまで投げる

8．チューインガムを用いた咀嚼能率テスト

チヒロ先生：ところで、学校にはあまり予算がありません。安くて簡単な方法はありませんか？

歯みがき博士：そう聞かれると思って、用意しておいたよ。チューインガムを利用する方法だ。

チヒロ先生：どうするのですか？

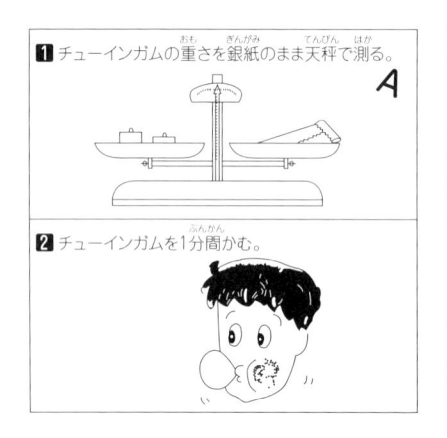

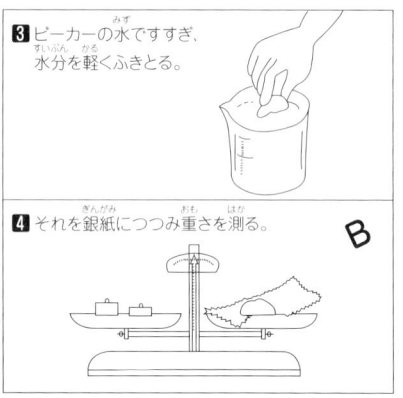

1. チューインガムの重さを銀紙のまま天秤で測る。 A
2. チューインガムを1分間かむ。
3. ビーカーの水ですすぎ、水分を軽くふきとる。
4. それを銀紙につつみ重さを測る。 B

（「のんちゃんたちの口の中探険（下）」大修館書店）

図23 チューインガムを用いた咀嚼能率テストの方法

博士：これは、「のんちゃんたちの口の中探険」（大修館書店）でも紹介している。まず、チューインガムを買ってくる。いま、いろいろなタイプのものがあるから、好きなものを使うといい。そして、銀紙に包まれたチューインガムの重さを測っておく。それから、１分間ガムを噛む。ピンセットで挟み、軽く水で洗った後、水分を拭う。そして再び銀紙で包んで重さを測る。（図23）

そうすると１分間に噛んだ間に、ガムに含まれる糖分が溶け出るだろう。この溶け出た重量（溶出糖量）を利用するんだ。

チヒロ先生：たくさん糖分が溶け出た人は、歯がよくて噛む効率がよいということになるのですね。

博士：計算式は、図24のようになる。また、各ガムの糖分は表１を見てほしい。

チヒロ先生：この方法だったら、天秤があればできますね。

博士：図25・26は、背筋力と50m走について調べたものだ。歯のよい子ど

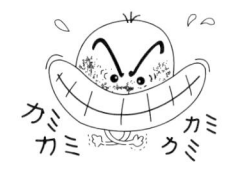

$$(\%) = \frac{A - B}{A \times C} \times 100$$

※ Cはガムに含まれる糖分などの割合（表１参照）

図24　かむ（咀嚼）能率

表１　ガムの種類と糖分

	ガムの種類	A	C	A×C	ガムベース
シュガーレス	ノータイム	4.15g	70.0%	2.91g	0.47g
	デンティスト	4.15g	68.2%	2.83g	1.32g
	ガムズ	1.9g	71.8%	1.34g	1.24g
普通のガム（砂糖入り）	ビューティデント	1.9g	75.5%	1.43g	0.56g
	グリーンガム	3.2g	79.0%	2.53g	0.67g
	クールミント	3.2g	79.0%	2.53g	0.67g
	梅ガム	3.2g	79.0%	2.54g	0.66g
	ブルーベリー	3.2g	79.0%	2.50g	0.70g
	ジューシーフレッシュガム	3.2g	79.0%	2.53g	0.67g

（「のんちゃんたちの口の中探険（下）」大修館書店）

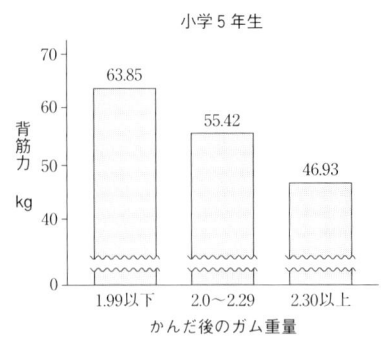

図25 ガムによる咀嚼能率テストの良い小学生は背筋力も優れている

図26 ガムによる咀嚼能力テストの良い小学生は、早く走っている

(所沢市養護教諭部会、1991年)

もたちは背筋力で17kg、50m走で0.5秒優れていた。

チヒロ先生：とっても、良い方法を聞きました。やってみます!!

握力は、2度目の低下に注意！

博士：特別に、もっと簡単な方法を教えてあげよう。

チヒロ先生：このコーナーを読んで得するのですね。

博士：まず、握力計を用意する。そして子どもたちに、まず歯を食いしばった状態で握力を測定させる。次に、口を開けたまま測定する。

チヒロ先生：なるほど！ 歯を食いしばると力が出ますものね。これだったら、授業で簡単に使えますね。

博士：ある先生にこの方法を話したところ、早速行った。

チヒロ先生：子どもたちの反応はどうでしたか？

博士：ところがね。食いしばって握力を測った方が、低い結果が出たというんだ。

チヒロ先生：エーッ！どうしてですか？

博士：握力は、続けて測ると二度目は急に低下することがある。

チヒロ先生：筋肉の疲労ですね。順序を間違えて最初に口を開けて行い、2回目に歯を食いしばって行ったからですね。

4章 歯とスポーツ選手の不思議な関係

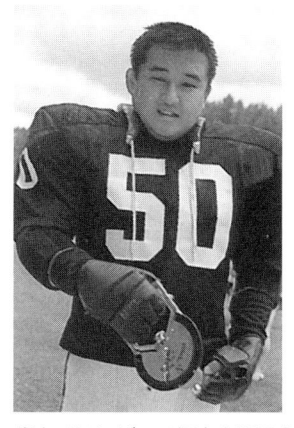

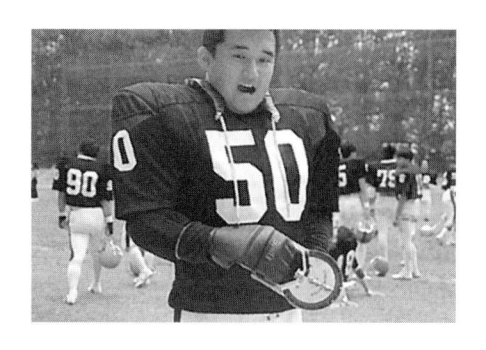

図27 歯をくいしばって握力を測ると針がふりきれた

図28 口を開けて握力を測ると半分しか針が動かない

博士：だから、逆の結果になってしまった。
　　　繰り返すが、まず「1．歯を食いしばって」行う、次に「2．口を開けて」行わなければならない。
　　　ところで、サラリーマンと農作業をしている方の握力は、あまり差がないそうだ。
チヒロ先生：農作業をされている方の方が握力は強そうなのに…。
博士：しかし、握力を2度測った場合に、サラリーマンは2度目の握力が顕著に低下するが、農作業をされている方は、低下しないんだ。
チヒロ先生：それは、わかるような気がします。
　　　子どもたちに教えるときにも、このような点に注意しなくてはならないのですね。
博士：どんなことでもそうだが、まず自分で実験をしてみることが大切だ。そうしないと失敗することが多いんだ。何事にもコツというものがあるからね。

9．長く活躍するためにも歯が重要

歯みがき博士：ところで、ちょっと想像してごらん。たとえば山や急な坂道を登って行く場合、最初は元気でドンドン登って行くだろう。しかし、疲れてきた場合は、どうだろう？

チヒロ先生：疲れてくると歯を食いしばって登りますね。

博士：つまり、筋肉が疲労してきたとき、歯を食いしばることによって体中の筋肉を緊張させて登っていると考えられる。（図29）スポーツ選手でも、若い頃は筋力だけで活躍することができるが、年齢と共に筋力が落ちてきたら、どうなるだろう？

チヒロ先生：わかった！　そうなったときに歯が重要だとおっしゃりたいのでしょう？

博士：そうだ！　筋肉の衰えは老化と同じように考えられるので、老化して筋肉が衰えたときに食いしばることのできる歯が大切だと思うんだ。だから、スポーツ選手として長く活躍するためにも、歯の健康に気をつけなければならない。

チヒロ先生：ヘエー！　日頃から歯のお手入れが大切なのですね。

博士：ところで、これはスポーツ選手に限ったことではないよ。お年寄りにも言えることなんだ。
　　たとえば脳卒中で倒れたとしよう。そして、病院でのリハビリの訓練

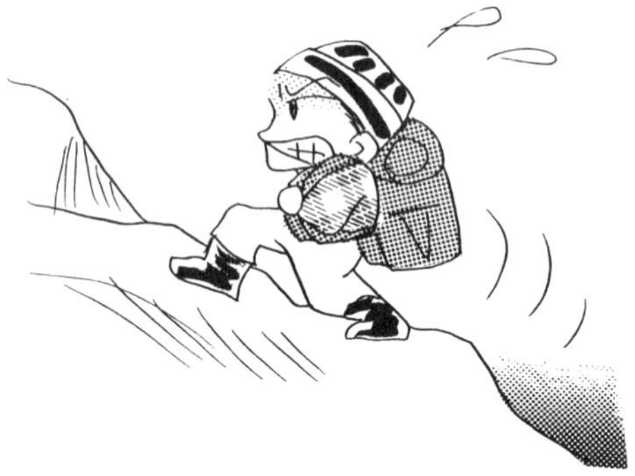

図29　筋肉が疲労してきたときに、食いしばる歯が大切

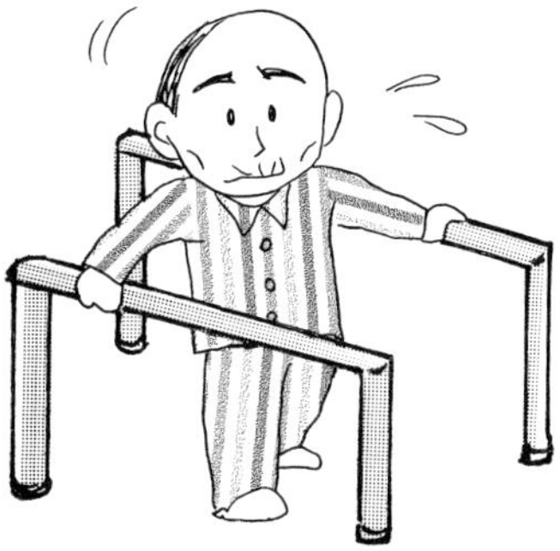

図30　リハビリの訓練でも歯がある方が便利 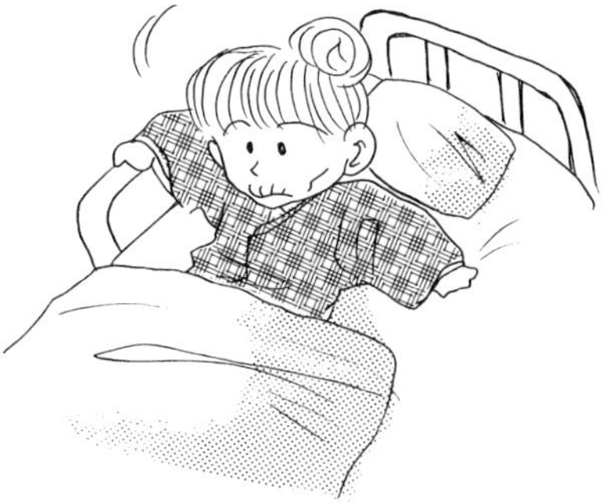　　図31　歯がないと起きあがりにくい

を受けるとき、食いしばれる歯がある場合とない場合では、どちらの方が訓練効果（くんれんこうか）があがりやすいと思う？

チヒロ先生：食いしばる歯があるほうが、効果があがりやすいのでは？　平行棒の訓練でも食いしばることが必要ですもの。（図30）

博士：だろう？！　歯の状態が、寝たきりになるか元気になるかを左右しているのかもしれない。この働きは総入れ歯でもいえることだ。ベッドで手をついて起きるとき、総入れ歯がある場合とない場合、どちらが起きあがりやすいだろう？　入れ歯がないと、手に力が入らず起きにくい。（図31）ヒトは起きにくいと思った瞬間から、起きるのが嫌になり、寝たきりに近づくとされている。一番いいのは、もちろん自分の歯だが、総入れ歯でも効果はある。

チヒロ先生：私の両親はどうだろう…。心配になってきました。でも博士の言われる通り、歯というのは、すべての人にとって大切なのですね。

10. 歯と体のバランス能力

歯みがき博士：ところで、駅の階段を降りるとき、お年寄りが手すりを持って降りているのを見たことあるだろう？　どうしてなのかわかるかな？

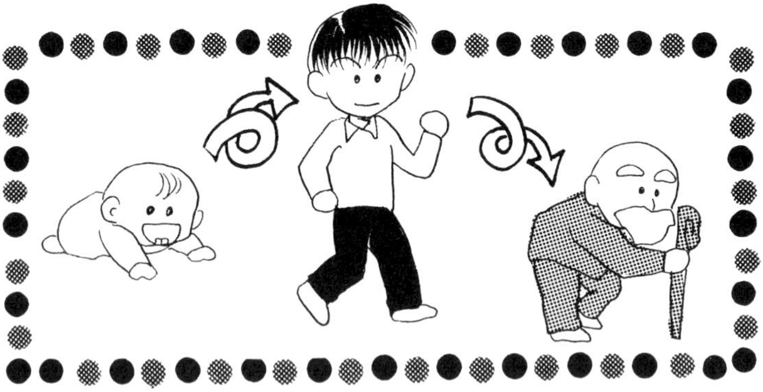

図32　ヒトは4足歩行から2足歩行になり、また4足歩行へ逆戻りする

チヒロ先生：それは、足腰（あしこし）が弱ってくるからでしょう。

博士：それと同時に、年齢と共に体のバランス能力（平衡機能（へいこうきのう））が衰えてくるからだ。たとえば、ヒトは生まれたときは、ハイハイで歩く。これは4足歩行だ。それからつかまり立ちをするね。これは3足歩行。そして2本の足で歩けるようになって、2足歩行が完成するだろう。

チヒロ先生：赤ちゃんが大きくなっていくにつれ、バランス能力が発達するのね。

博士：そうだね。でも、年を重ねて、杖（つえ）を持ったり手すりにつかまったりして歩くようになるのは、3足歩行に逆戻りしているんだよ。そしてさらには寝たきりという4足歩行に戻るわけだ。このように4足歩行に逆戻りするのは体育や運動生理学（うんどうせいりがく）の分野では　体のバランス感覚の低下が原因とされている。（図32）

チヒロ先生：バランス能力と歯とは、いったいどのような関係があるのですか？

博士：チヒロ先生、ちょっと目を閉じて立ってごらん。どんな感じがするだろうか？

チヒロ先生：体が揺（ゆ）れます。

博士：体が揺れるのは、目を閉じることで体のバランス能力が低下するから

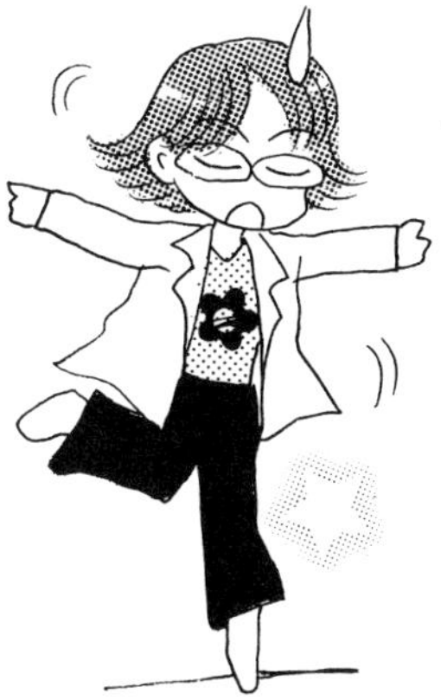

図33 目を閉じてつま先立ちすると…

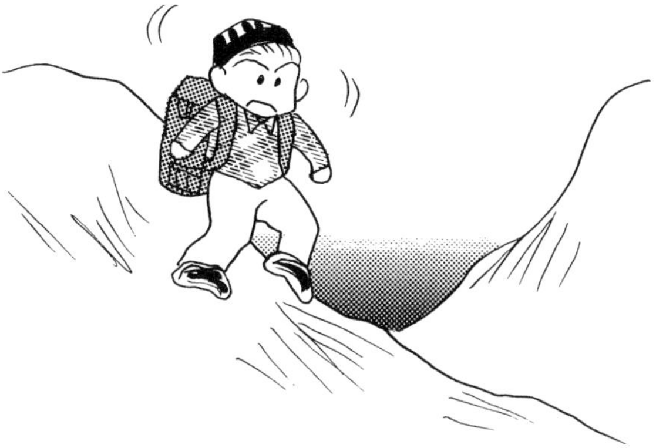

図34 山道を降りるときには無意識に歯を嚙み合わせている

だよ。次にそのまま、つま先立ちしてごらん。さて、つま先立ちをしたとき、口はどうなっていたかな。（図33）

チヒロ先生：口を閉じて、軽く歯を当てていました。

博士：もし歯を当てなかったら、どうなるだろう？

チヒロ先生：立っていられません。

博士：このことから、歯は体のバランス能力にも関与することがわかる。

チヒロ先生：なんとなくわかりましたが、もう少しわかりやすく説明してください。

博士：それでは、山登りの例に戻って考えてみよう。さて、急な山道を降りるときはどうだろう？ 滑って転ばないように、一歩一歩確実に、ちょうど足の裏で大地をつかむようにして降りて行くだろう。このとき、無意識に歯を嚙み合わせているんだよ。（図34）

チヒロ先生：歯を嚙み合わせることでバランスをとっているわけですね。もし嚙み合わせる歯がなかったら、さぞ降りにくいでしょうね。

博士：それは、電車に乗って立っているときにもいえるんだ。電車が減速したりカーブしたりすると、知らない間に上下の歯を嚙み合わせているんだ。

11. 重心移動計で大実験

歯みがき博士：実は、この点について実験した。図35は重心移動計といって体の平衡機能（バランス能力）を調べる器械だ。この上に一定時間立って、体の重心の軌跡からバランス能力を調べる。バランス能力が悪いと体の揺れた軌跡が長くなったり、軌跡をとる面積が広くなったりする。逆にバランス能力が高いと軌跡も短く、その面積も狭くなる。この装置を使った実験結果から、入れ歯とバランス能力の関係を紹介しよう。図36を見てごらん。

これは、67歳で総入れ歯を入れておられるAさんという男性の実験結果だ。

1. （右下）目を開けて　入れ歯を入れた状態で測定したもの。
　　軌跡の長さは47.6cm、その面積は3.5cm²で、これがAさんの普通の状態だね。
2. （右上）は、目を閉じて入れ歯を入れたもの。
　　それぞれ119.4cm、11.5cm²となり軌跡では2倍強、面積では3倍以上になった。目を閉じると体のバランス能力が大きく低下することがわかるだろう。

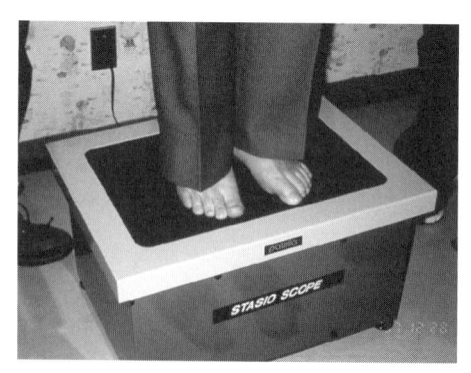

図35　体の平衡機能（バランス能力）を調べる重心移動計

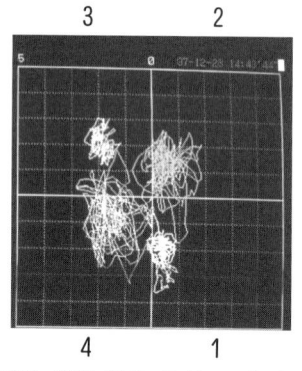

図36　軌跡が短いほど、面積が小さいほど平衡機能が良い

チヒロ先生：目を閉じたときの体の揺れが数値でわかるのですね。
博士：3．次に左上は、目を開けて、入れ歯を外した状態。1の状態と大差なく42.1cm、2.4cm²となった。
　　　4．しかし最後に目を閉じて、入れ歯も外して立っていただいた。そうすると136.7cm、15.2cm²となり、最初の状態と比べ軌跡では4倍強、面積では5倍になったことがわかる。
チヒロ先生：歯と体のバランス能力が、科学的にも立証されたわけですね。

12．片足立ちでバランス能力測定

歯みがき博士：じつは、このような器械を使わなくても実験できる方法があるんだ。それは片足立ちをして、その秒数を測定すればよい。開眼片足立ちは体のバランス能力を評価する指標なんだよ。だから片足立ちの時間が短くなると、お年寄りの場合には、転倒や骨折につながる可能性が高いことを意味しているんだ。
　ある研究で、65歳以上の〝歯の良い人〟と〝歯の悪い人〟に対して調査したところ、女性で〝歯の良い人〟が48.6秒に対し〝歯の悪い人〟は12.8秒と7秒近く片足立ちができる時間に差があった。（図37）
チヒロ先生：これは、子どもたちにも応用できそうですね。

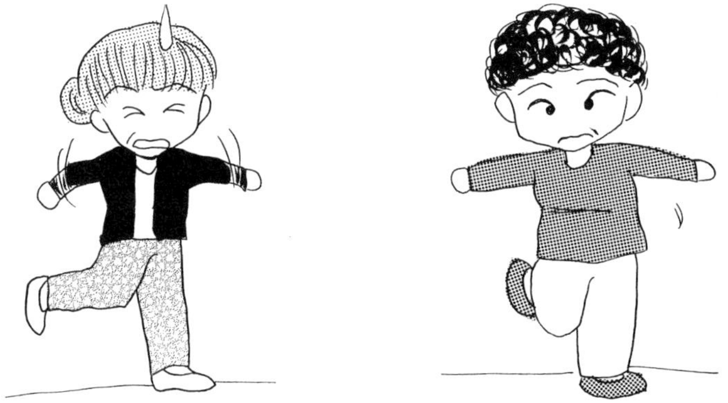

図37　歯の良い人ほど、片足立ちで立てる時間が長い

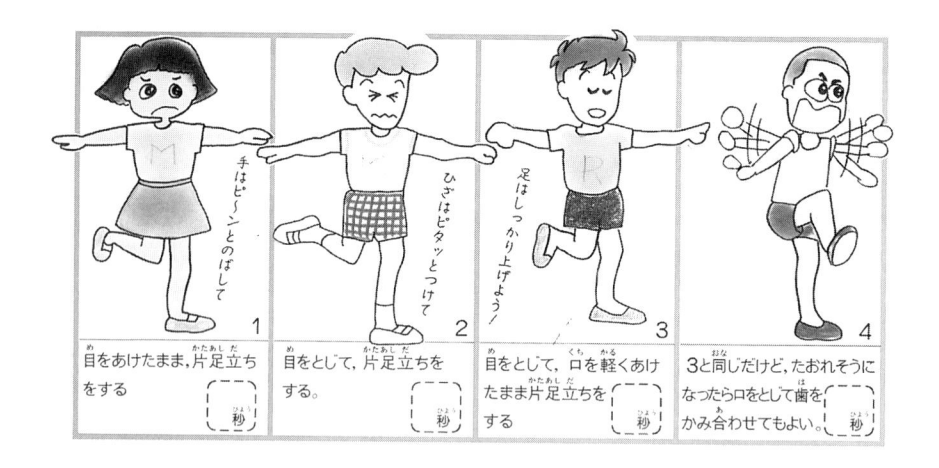

「のんちゃんたちの口の中探険（下）」大修館書店

図38　バランステスト（片足立ちテスト）をしてみよう！

チヒロ先生：でも、どうして目を閉じる場合と開ける場合とを実験するのですか？

博士：それは目を閉じることによって、体に負荷をかけるためだ。片足でじっと立てる人の場合には、目を閉じてもらった方が、実験をして納得していただきやすい。

チヒロ先生：なるほど。これまでのお話から、よくわかったことですが、歯と運動との関係はスポーツ選手に限らず、一般の人にも言えることなのですね。

そして私たちが年をとったときには、これが寝たきりの予防にもつながり、社会的な活動性も増すことになるのですね。

［5］
宇宙授業へようこそ！

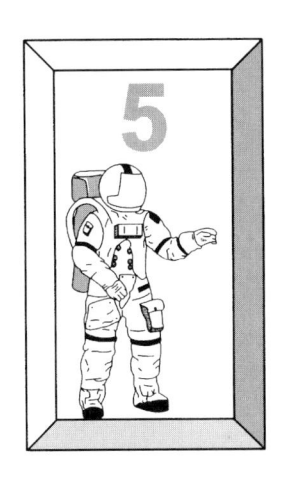

1．小さなむし歯だったら…

歯みがき博士：ここ数年、毎年のように日本人宇宙飛行士が宇宙に飛び立っていく。スペースシャトルからの映像はおもしろいね。なかでも子どもたちへの宇宙授業は最高だ。ところで、どうして宇宙授業を行うのか知っているかな？　アメリカでは、宇宙開発に莫大な費用をかけているんだ。その費用は、どこから捻出されているかというと、当然、国民の税金からだ。

もし、宇宙開発に対して国民からの支持が得られなければ、どうなるだろう？　当然、宇宙開発は中止の危機にさらされてしまうね。それから、最近アメリカでは子どもたちの科学離れが進んでいると言われているんだ。そこで子どもたちへ科学のおもしろさを伝えるために、宇宙からの授業を通じてメッセージを送っているんだよ。（図1）

チヒロ先生：この章では、宇宙から歯の健康についてのメッセージを送ることにしましょう。現在、次々と日本人も、スペースシャトルに乗って宇宙の旅に出発しています。ケンちゃんやミッちゃんも、宇宙に行ってきれいな地球を眺めてみたいですか？

ケンちゃん：ボク、行きたーい！

ミッちゃん：ワタシも！

チヒロ先生：そうよね。私も見てみたいわ。

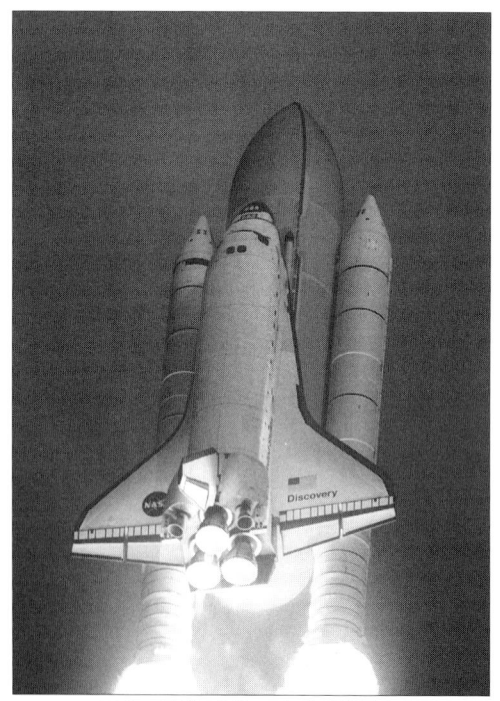

図1　スペースシャトルの旅立ち
（第5章の写真提供：NASA・若居 亘）

5章 宇宙授業へようこそ！　149

チヒロ先生：ところで、宇宙飛行士になるには難しい試験にパスするだけでなく、健康な体でなくてはなりません。

ケンちゃん：でもボク…、宇宙飛行士になれないんだ。だって、歯の検査で小さいむし歯があるって言われちゃったんだ、ぐすん…。

チヒロ先生：むし歯があると宇宙飛行士になれないっていうのは、本当ですか？

博士：チヒロ先生の質問についてみんなは、どう思うかな？
これをクイズにしてみよう！　そこで問題じゃ！

問題1：「宇宙飛行士はむし歯があるとなれない」と言われますが、1本でもむし歯があったらなれないのでしょうか？

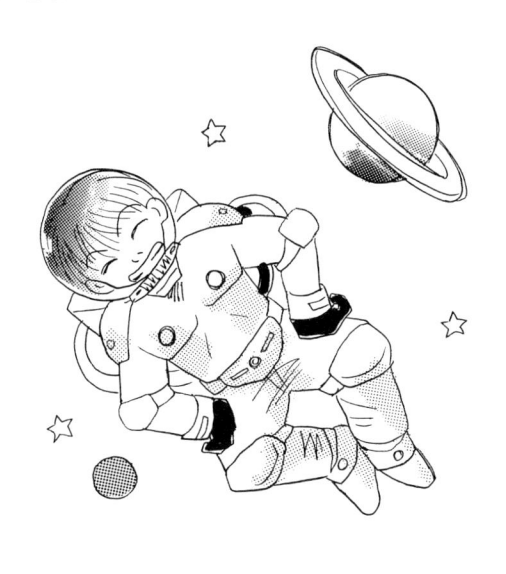

1．絶対ダメ
2．小さなむし歯だったらよい
3．治療してあればよい

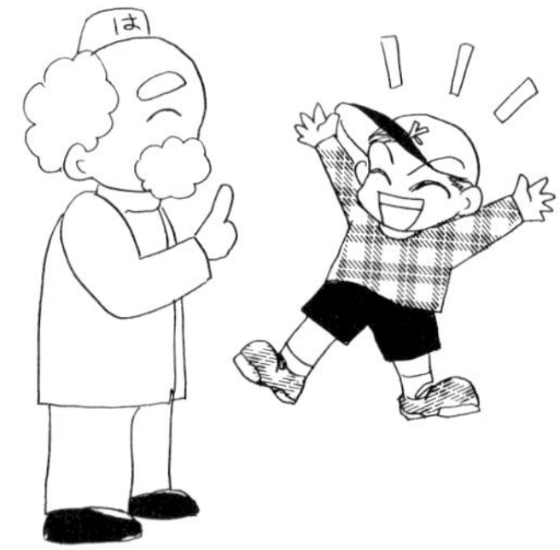

図2　小さなむし歯だったら、治療してあれば大丈夫

ミッちゃん：治してあればよいのでは…。
チヒロ先生：小さなむし歯だったら、いいんじゃないかしら。
博士：正解は3だ。確かにむし歯があってはだめなのだが、小さなむし歯であれば、治療をきちんとしてあればいいんだよ。(図2)
ケンちゃん：本当なの！！　ワーイ。
チヒロ先生：そう言えば、宇宙飛行士の毛利さんも、むし歯があったけれど治したって本に書いてあったのを読んだ気がします。ただ、治したからといって安心してしまって、歯みがきを怠ったり、甘い食べもののダラダラ食いをしていると、すぐにまたむし歯ができてしまうので、気をつけなければいけないのですよね。
ケンちゃん：ヤッター。それじゃあ、歯を治した後も歯をきちんとみがけばいいんだね。ボク、頑張るよ。

2．どうして宇宙飛行士は、むし歯があったらダメなの？

チヒロ先生：宇宙飛行士を選ぶ基準の1つには、「むし歯のないこと」があげられているのよ。
ミッちゃん：でも、どうしてむし歯があると、宇宙飛行士になれないのですか？
歯みがき博士：よし、これもクイズにしてみよう！

問題2：どうしてむし歯があると宇宙飛行士になれないのでしょうか？

　　1．宇宙では、歯が痛くなりやすい

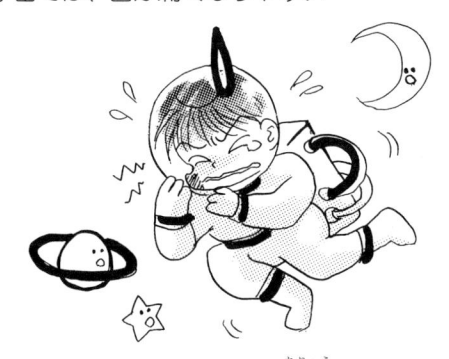

　　2．宇宙で歯が痛くなっても、治療（ちりょう）できない

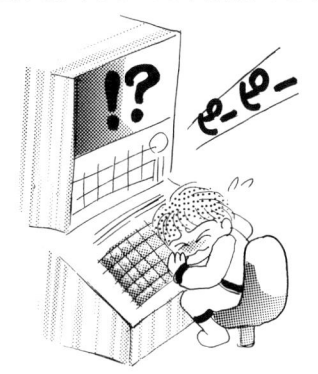

　　3．歯が痛かったら、宇宙船での仕事を行えない

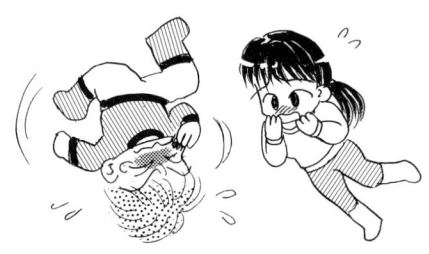

ケンちゃん：宇宙には、歯医者さんがいないから2だと思う。

ミッちゃん：歯が痛くなったら、宇宙船の操縦などの任務に差し支えるから3だと思う。

博士：正解は全部だ。

ケンちゃん、ミッちゃん：ずるーい…！

博士：1の宇宙でむし歯があると歯が痛くなりやすいのはなぜだと思う？

チヒロ先生：どうしてですか？

博士：空気圧の影響だよ。圧力の影響で痛みを感じるんだ。たとえば、高層ビルのエレベーターに乗ると、耳がツーンとするだろう。これも同じことだ。

チヒロ先生：高層ビルのエレベーターでは、鼓膜の外側（外耳）と内側（中耳）の圧力の差が変わるからですね。（図3）

ミッちゃん：でもそういうときは、つばをゴックンすると治るよ。

博士：ノドの奥から鼓膜の内側に耳管があり、つばを飲み込むとこの管が開いて、耳の外と内側の空気圧が同じになるからだ。

チヒロ先生：歯の痛みと耳がツーンとなるのは、同じ現象なのですね。空気圧と歯の痛みの関係について、もう少し教えてください。

博士：むし歯が痛くなる理由は歯の神経にまでむし歯が進んで、神経が炎症を起こしたときにガスがでるからなんだ。つまり、ガスによって歯

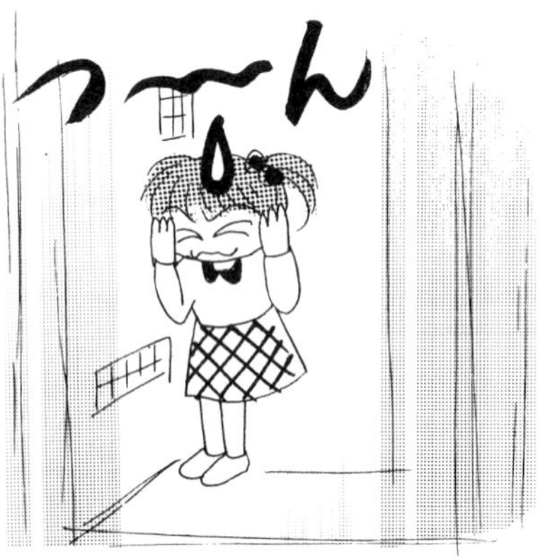

図3　エレベーターで耳が痛くなるのは、鼓膜の外と内側の圧力の違いによる

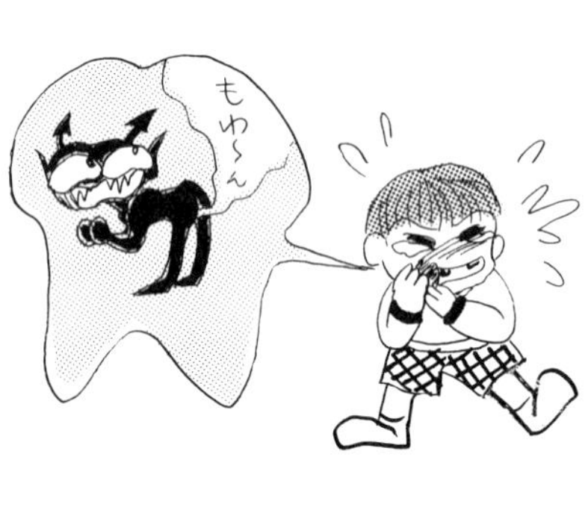

図4　むし歯の痛みは、歯の中の圧力の上昇によって起きる

5章 宇宙授業へようこそ！

の中の圧力が上がるから痛みとして感じるのだよ。（図4）

チヒロ先生：もう少し具体的な例はありませんか？

博士：そうだね、ヤカンが沸騰すると、蒸気でフタが浮きあがるだろう？ これも蒸気の圧力によるものだ。

チヒロ先生：むし歯の場合には、圧力を痛みとして感じるわけですね。

博士：むし歯だけではなくて、たとえば中耳炎もそうだよ。耳の中に膿がたまり、周りの組織に圧力がかかって痛みを感じる。

チヒロ先生：だから膿の部分を切って膿を出してしまって、圧力が下がると痛みも引くのですね。

博士：他にも具体的な例があるよ。火山の噴火にもたとえることができる。火山は地中のマグマの圧力が高まって、地質が弱いところに噴火するね。（図5）

チヒロ先生：むし歯で穴があいたところが、噴火口にあたるわけですね。

博士：そう！　むし歯の穴は、地質が弱いところだと思えばよい。

チヒロ先生：だからむし歯を詰めて治すことは、噴火口のような地質の弱いところを補強するようなものですね。

博士：歯の痛みは、宇宙だけでなく、高いところを飛ぶ飛行機でも起こりやすい。ちなみに、飛行機では約20％気圧が低くなる。

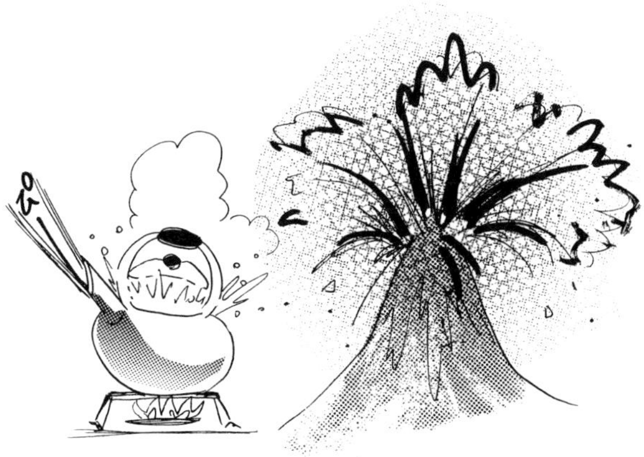

図5　内部の圧力が高くなり、お湯やマグマが噴出する

チヒロ先生：だから、パイロットやスチュワーデスは、むし歯があるといけないのですね。

博士：そう！　ある航空会社に聞いてみたら、地上で歯が少し痛むようだと、上空ではかなり痛くなってしまうそうだ。

ケンちゃん：むし歯があったら、パイロットやスチュワーデスにもなれないのか…。

博士：歯が痛むときには、搭乗員が交代することもあるそうだよ。飛行機の中では気圧が低くなる。そうすると相対的に歯の中の圧力が高くなって、歯が痛くなる。

チヒロ先生：そう言えば、お茶のペットボトルを機内に持ち込んだら、飛行中は膨張していました。

博士：スナック菓子の袋も膨れるよ。これは、地上では袋の中と外の圧力が一緒だったのが、飛行機ではまわりの圧力が低くなってしまうからだ。封を開けたシャンプーなども漏れだすこともある。

チヒロ先生：飛行機に乗るときは、気をつけなければなりませんね。

博士：高いところだけじゃないんだ。スキューバダイビングで海に潜るときも、水圧の影響で歯が痛くなりやすい。

チヒロ先生：海に潜るときもむし歯があると痛くなるなんて、初めて聞きました。

博士：それにこんな話もある。戦争中に軍医だったお医者さんに聞いた話だ。

チヒロ先生：どんな話ですか？

博士：そのお医者さんは、九州の特攻隊の基地で働いていた。

チヒロ先生：特攻隊って爆弾を飛行機に積んで、飛行機ごと敵の軍艦に体当たりするのですね。

博士：その特攻隊で飛びたった飛行機が、一機だけ戻ってきた。どうして戻ってきたと思う？

チヒロ先生：わかりません…。

博士：歯が痛くて戻ってきたそうだ。

チヒロ先生：それでどうしたのですか？

博士：仕方がないから、その飛行士の歯を抜いた。その後、彼は飛び立って

二度と戻ってこなかったそうだ。
チヒロ先生：かわいそうに・・・。
博士：こんな悲惨(ひさん)な戦争は、二度と起こしてはダメだね。

3．もし、宇宙で歯が痛くなったら…

ミッちゃん：ワタシのお兄さんは、むし歯はないけれど、第3大臼歯(だいさんだいきゅうし)の親知らずが生(は)えてくるときに、痛んで腫れたので歯医者さんに行きました。むし歯がなくても、歯が痛くなることがあるのでしょう？ そんな場合は、どうするのですか？

博士：親知らずが痛くなるのは、歯が生える場所がなくて、へんなところに生えてきてしまうからだ。そのうえ、歯ブラシの毛先が奥まで届かず、不潔(ふけつ)になるからなんだよ。（図6）

チヒロ先生：歯周(ししゅう)病でも進行すると歯が痛くなるそうですね。

博士：それは歯と歯ぐきの境目（ポケット）から細菌が入り、膿(うみ)がたまるからだ。
　　　さて、これもよい質問なのでクイズにしよう！

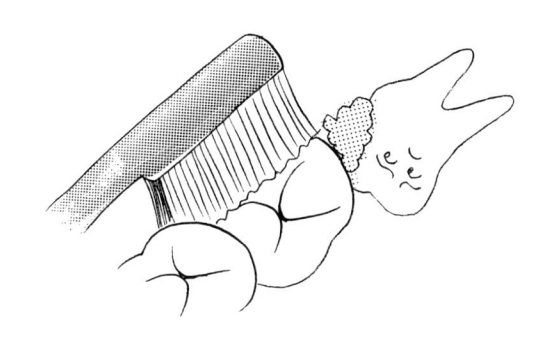

図6　親知らず（第3大臼歯）だけでなく、6歳臼歯（第1大臼歯）も12歳臼歯（第2大臼歯）も気がつかない間に生えてくるのでむし歯になりやすい

問題3：宇宙空間で、もし歯が痛くなったらどうするのでしょう？

1．痛み止めの薬を飲む

2．痛い歯をカメラで写して地球に送り指示をあおぐ

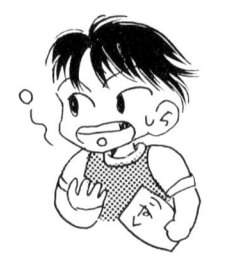

3．すぐに地球に帰還(きかん)する

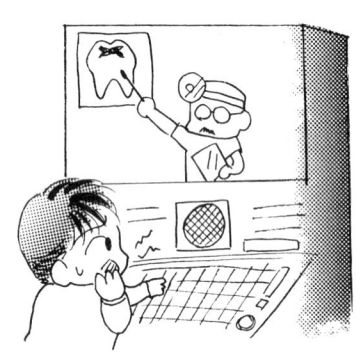

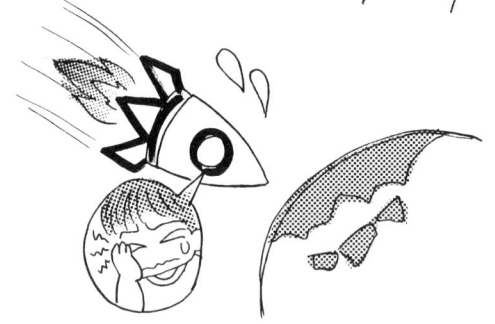

4．他の宇宙飛行士が歯を抜く

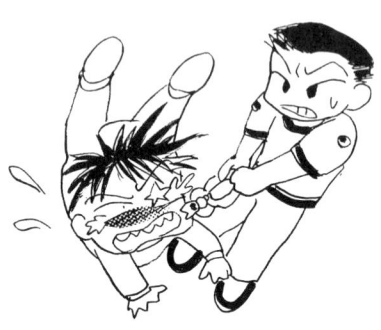

5章　宇宙授業へようこそ！　157

ケンちゃん：エーッ！　この問題難しいよ。3の"すぐに地球に帰る"は、きっと正解だよ！　だって、歯が痛かったら何もできないもの。

ミッちゃん：ワタシ、とりあえず1の痛み止めの薬を飲むにしよーっと。

チヒロ先生：それでは、私は2のカメラで写す！

博士：正解は、1と4だ。「宇宙でトイレに入る法」という本の中では、宇宙空間で歯が痛くなった場合の対応として「痛み止めを飲んで効かない場合は、歯を抜く」と答えているんだ。

ミッちゃん：ワタシ、半分正解ね。

博士：写真に撮るのは、ケガをした場合だよ。

チヒロ先生：写真に撮って、地球のお医者さんに診てもらうのね。

博士：虫垂炎の場合は、手術が必要だから地球へ帰るそうだ。

チヒロ先生：宇宙では、どんな事故が起こるかもわからないから、あらゆる場合を想定しているのですね。

博士：そうなんだよ。ところで、図7はロシアの宇宙船の救急医療セットだ。よく見てごらん！　歯の治療の器具が入っている。

チヒロ先生：歯の検査をする探針や歯を抜く器具（抜歯鉗子）らしきものもありますね。（図7）

博士：もしも、宇宙で歯が痛くなったときのために、宇宙飛行士は、歯を抜

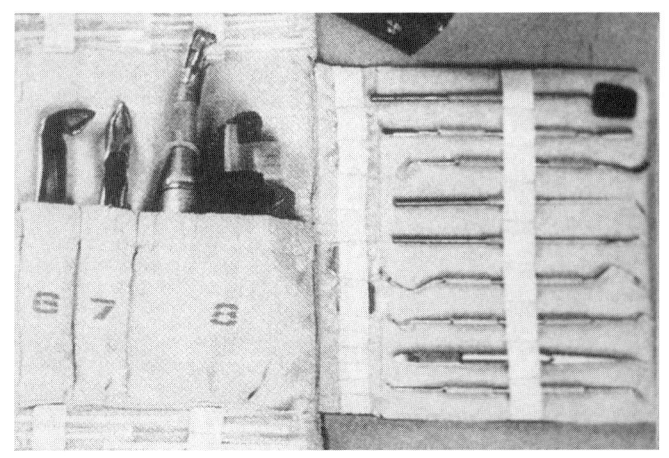

図7　ロシアの宇宙船の救急医療セット：歯の治療の器具も含まれている

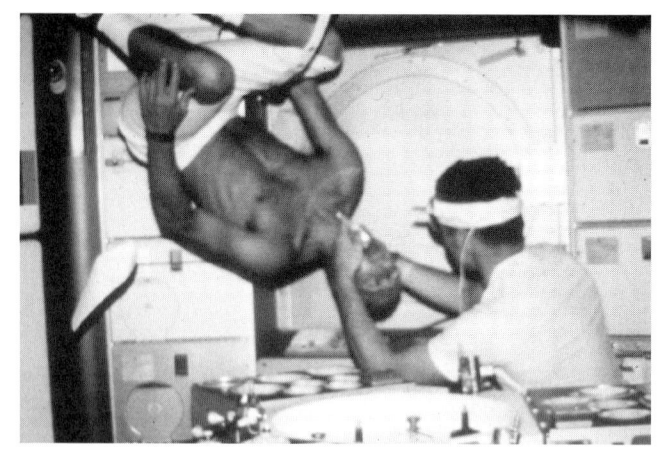

図8　宇宙空間でも歯科検診

　　　　く訓練もするそうだ。
ミッちゃん：ワタシ、歯を抜くなんてできない…。
博士：現在のところ、アメリカでは宇宙で歯が痛くなった人はいないそうだよ。
チヒロ先生：しかし近い将来、たくさんの人々が宇宙旅行に行くようになったら、本当に歯を抜くことが起こるかもしれませんね。
博士：南極観測隊に同行するお医者さんも歯の治療の練習をして、出発するそうだ。また自衛隊の船にも歯の治療室が完備されている。
チヒロ先生：やはり、歯が痛くなったら困りますものね。
博士：少し余談だが、図8は、宇宙で歯の検査をしている写真だ。
ケンちゃん：本当だ！　歯の検査をしている。
チヒロ先生：でも、どうして歯の検査をしているのですか？
博士：宇宙の無重力状態では、ヒトの体はどのように変化するかわからない。
チヒロ先生：だから、口の中の変化を調べているのですね。それに無重力の状態では骨からカルシウムが体外に出て、骨が弱くなるって本に書いてありました。
博士：よく知っているね。そのため現在は宇宙船のなかで運動をして筋肉や骨が弱くならないようにしている。（図9・10）

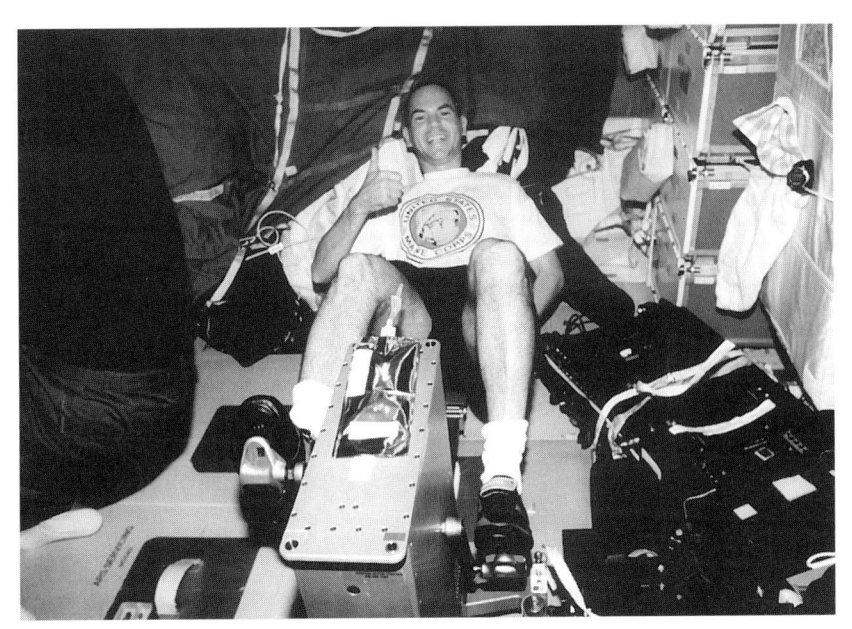

5章 宇宙授業へようこそ！ 159

図9 宇宙では、運動をして筋肉や骨が弱くならないようにしている

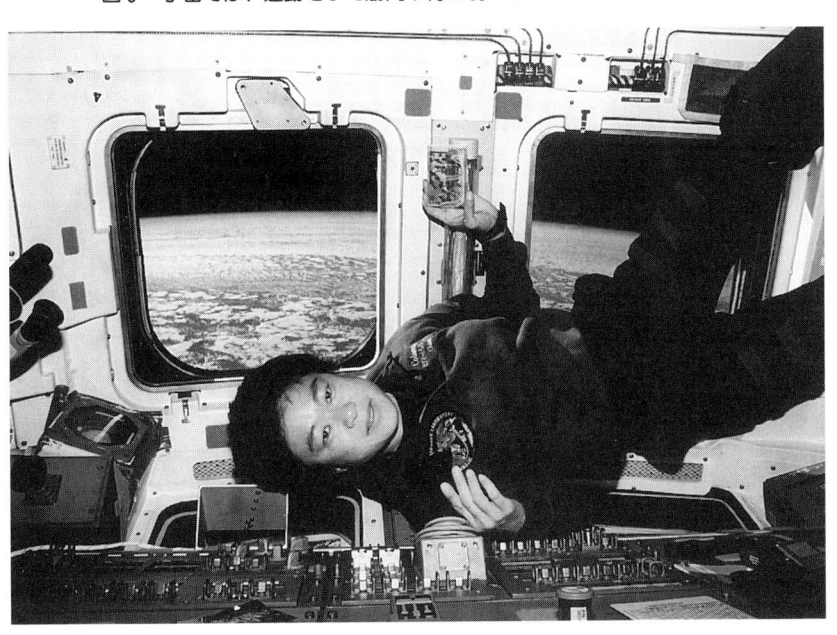

図10 スペースシャトルの中の向井さん

4．総入れ歯だったら、歯は痛くならないよ…？

ケンちゃん：歯みがき博士…質問でーす！　歯があるから歯が痛くなるのでしょう。それなら、全部歯を抜いたら宇宙飛行士になれるの？

歯みがき博士：またまた良い質問だ。これもクイズにしよう！

問題4：歯を抜いて総入れ歯にしたら、宇宙飛行士になれるでしょうか？

1．歯が痛くならないのでなれる。
2．なれない。

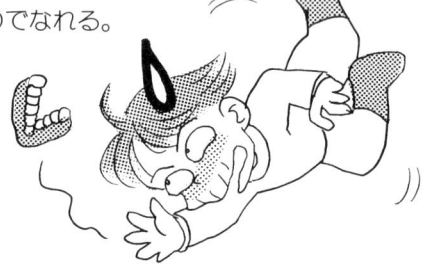

ケンちゃん：ボク、絶対1だと思う。

ミッちゃん：ワタシは2。

博士：正解は2だ。

ケンちゃん：どうして？　とっても良い考えだと思ったのに…。

博士：もし、総入れ歯が壊れたりしたら、どうなると思う？

ケンちゃん：ご飯が食べられないや…。

博士：それだけじゃないよ、他にもある。

ミッちゃん：ワタシのおじいさん、総入れ歯だけれど、外したら何を言っているのかわかりません。

ケンちゃん：そうか！　うまく発音ができないのか…。

博士：ちなみに、アメリカ航空宇宙局（NASA）の宇宙飛行士の選考基準は、次のようになっている。

5章 宇宙授業へようこそ！　161

入れ歯に関する認可できない要素の事項

1. 健全な歯で普通食を十分に噛めない、また明確に発音できない場合。

　　もし紛失したり壊れたりすると、残った健全な歯で、普通食を十分に噛んだり、明確に発音できなくなるような、取り外しの入れ歯の場合。

2. 普通食を噛むことが不可能であったり、緊急・長期に及ぶ治療が必要であったりする場合

チヒロ先生：つまり、普通食を充分に噛める歯を持つこと、そして明確に発音できることが、条件としてあげられているのね。

博士：この条件から考えると、1998年の11月に向井千秋さんと一緒に宇宙に行かれたグレン上院議員は、当時77歳だったけれどよい歯をお持ちだったのだろうね。（図11）

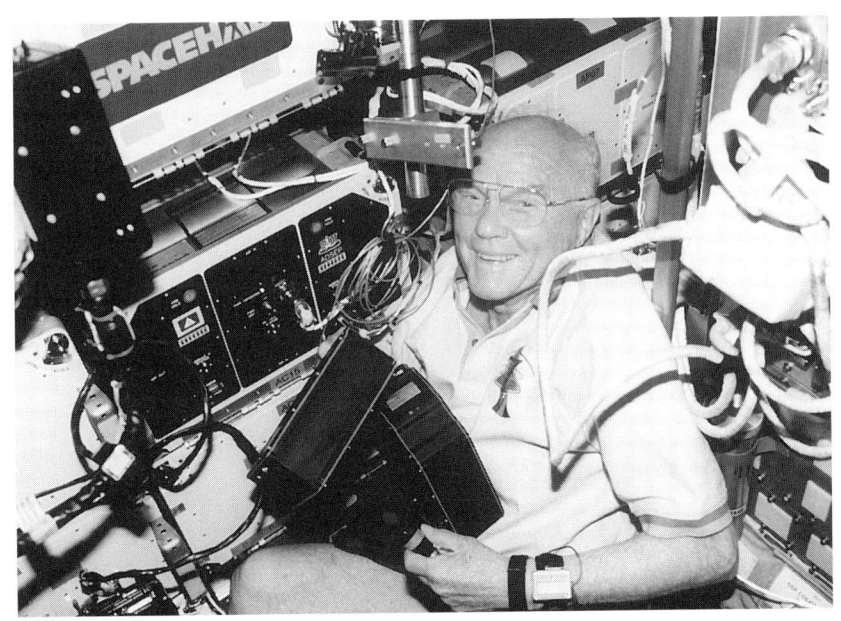

図11　向井宇宙飛行士と行動をともにしたグレン上院議員

5．宇宙では、むし歯になりやすい？？？

チヒロ先生：最近、新聞で見たのですが、宇宙ではむし歯になりやすいそうですけれどどうしてですか？

歯みがき博士：まず、食べものがやわらかい。

ミッちゃん：どうして、やわらかい食べものは歯が悪くなりやすいのですか？

博士：これもクイズにしよう。

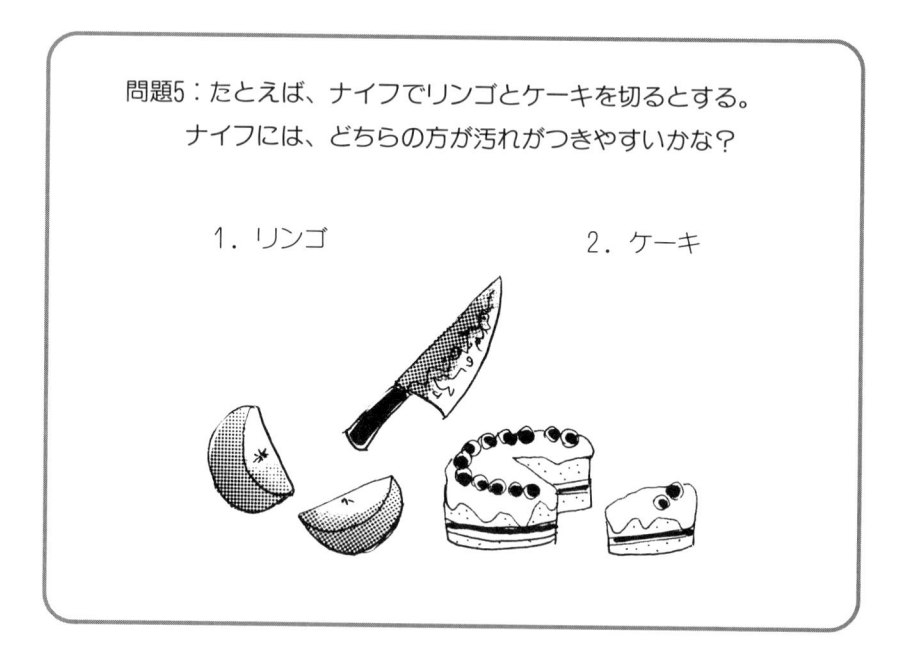

問題5：たとえば、ナイフでリンゴとケーキを切るとする。
ナイフには、どちらの方が汚れがつきやすいかな？

1．リンゴ　　　　　2．ケーキ

ケンちゃん：そりゃ、ケーキに決まっているよ。そうか、わかった！　ナイフは歯のことなのだね。

博士：ケーキのようなやわらかい食べものは、ナイフにも歯にも付きやすい。

ミッちゃん：だからやわらかい食べものは、むし歯や歯周疾患の原因になりやすいのね。

博士：それに宇宙実験で、宇宙ではむし歯になりやすいことがわかってきた。

チヒロ先生：どうしてですか？

博士：ネズミを無重力の状態にしておくと、口の中のむし歯菌（ミュータンス菌）が、地上のときより40〜50倍増えやすいそうだ。

ケンちゃん：だから、むし歯になりやすいのか…。

チヒロ先生：でも、どうしてですか？

博士：どうやら、ツバと関係あるらしい。地上では、口の中にツバがたまったら、無意識に飲み込んでいるだろう。2〜3分、意識してツバをためてごらん。だんだん気になってくるから…。

ミッちゃん：早く飲み込みたい…。

チヒロ先生：本当ですね。

博士：このツバによって、歯の表面が自然に洗い流され、きれいになっている。

チヒロ先生：むし歯菌が、ツバによって洗い流されるのですね。

博士：ところが無重力状態では、口の中のツバも浮いたままの状態になるので、ツバがたまった感じがしない。

チヒロ先生：だから、ツバを無意識に飲み込まないのですね…。

ミッちゃん：ツバもむし歯予防に貢献しているわけね。

チヒロ先生：ツバとむし歯予防について、もう少し知りたいのですが…。

博士：それじゃあ、サカナにむし歯ができないのは、どうしてだろう？

ミッちゃん：歯がいつも水で洗い流されているから…。

博士：ヒトも、口の中は常にツバによって洗い流されているよ。
　　　ところで、この図12は、砂糖を食べた後の歯垢中のpHの変化を示

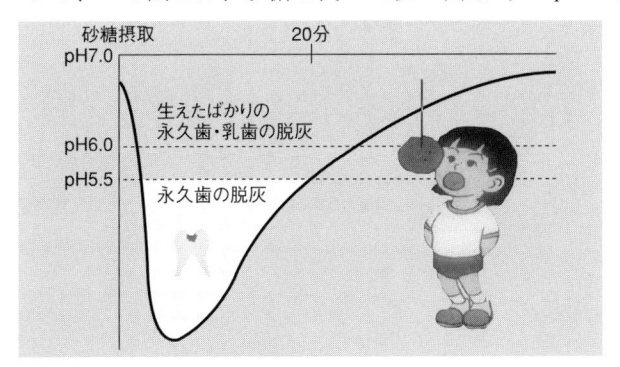

図12　ツバは歯垢のpHを元に戻し、むし歯になるのを防いでいる

している。
チヒロ先生：歯垢中では、ミュータンス菌が砂糖を食べて酸（オシッコ）を出すのでしたね。
博士：このオシッコにより、pHが低下し歯が溶かされ、むし歯ができる。
チヒロ先生：食べた直後からpHが低下し、20分間は歯が溶かされる。そして、元の状態に戻るのは約1時間後でしたね。
博士：それでは、歯垢のpHが元の状態に戻るのは、どうしてだと思う？
チヒロ先生：ツバですか？
博士：そうだね。ツバの作用による。
ミッちゃん：ツバが多い方が、早く中性に戻るのね。だから、むし歯になりにくい。
チヒロ先生：野生の動物は、むし歯が非常に少ない。これは、硬いものを噛み、たくさんツバが出るからでしたね。
ケンちゃん：ツバが、たくさん出る方がむし歯になりにくいのか…。
チヒロ先生：ところでこの図では、pH6.0の所に生えたばかりの永久歯・乳歯の脱灰とありますね。
博士：脱灰とは、歯が溶けることだ。他の章でも述べたが、生えたての永久歯や乳歯は、大人になってからの永久歯より、むし歯になりやすい。
チヒロ先生：これまで、永久歯はpH5.5程度で歯が溶かされると聞いていましたが、生えたばかりではpH6.0程度の弱い酸でも、溶かされるのですね。
博士：そうだよ。歯が生えてから時間がたつと、むし歯になりにくい。これは、ツバの中のカルシウムが歯に付いて、さらに硬くするからだ。
チヒロ先生：私、ツバを見直しました。
博士：ツバをたくさん出すためにも、よく噛んで食べることが大切だ。

6．宇宙飛行士と歯みがき

博士：ところで、宇宙では歯が浮いた感じがするそうだよ。

チヒロ先生：どうしてですか？

博士：スペースシャトルに搭乗している宇宙飛行士の顔を見ていると、顔が腫れてむくんでいただろう。あれは、地上では重力の影響で血液などの体液が下に下がっている。ところが無重力の状態では、これが上の方に移動する。

チヒロ先生：だから、顔が むくむのね。

ケンちゃん：ところで、宇宙でも歯みがきってするの？

博士：よし、これもクイズだ。

問題6：宇宙でも歯をみがくのでしょうか？

1．無重力では、歯をみがくことができない
2．宇宙でも、歯をみがかなければならない

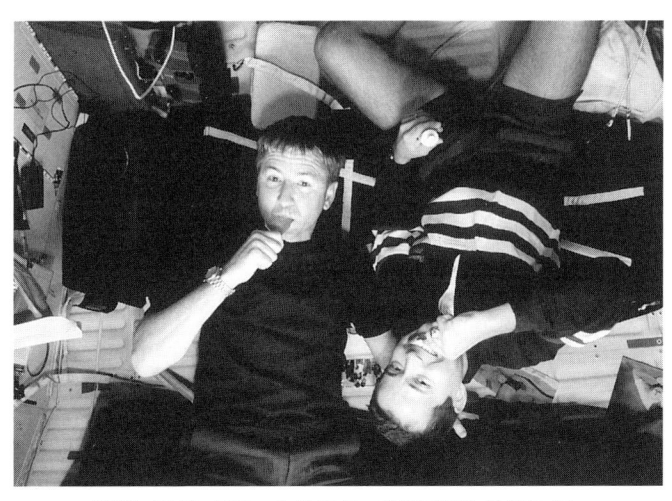

図13　スペースシャトルでも、食後は歯みがきタイム

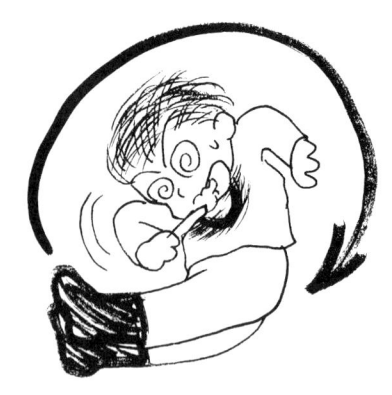

図14　宇宙では、歯ブラシを動かすと、体が廻る

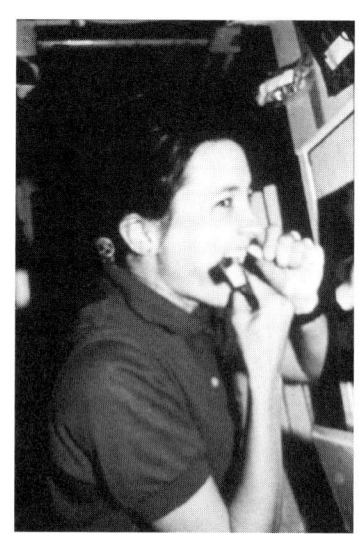

図15　歯と歯の間も糸ようじ（デンタルフロス）できれいにしている

ケンちゃん：みがけないと思う。だって、フワフワと浮いていたらみがけないよ。

ミッちゃん：でも、宇宙では、むし歯になりやすいと話したじゃない。

博士：正解は2だ。でも、体がフワフワ浮いて歯をみがきにくいらしい。

ケンちゃん：どうしてみがきにくいの？

博士：地球上で歯をみがくつもりで歯ブラシを動かせると、体が廻って歯がみがけない。（図14）

ケンちゃん：ゴシゴシみがこうとすると、体が廻ってしまうのだね。おもしろそう！

チヒロ先生：だから、体を固定して歯ブラシを小さく動かせてみがくのね。

博士：図15を見てごらん！　女性宇宙飛行士が歯をみがいた後、糸ようじ（デンタルフロス）で歯と歯の間まできれいにしているだろう。

ケンちゃん：ちょっと質問！　体が動かないように、電動歯ブラシでみがいたらよいと思うんだけど…。

博士：良いところに気がついたね。そう思って、僕も電動歯ブラシはどうかと、あるアメリカの宇宙飛行士に聞いてみたことがあるんだ。

チヒロ先生：どういう感想でしたか？

5章　宇宙授業へようこそ！　167

博士：「これなら長時間みがける」と言われたよ。ただ、コンセントに差し込まなければならないので、注意しなければならないそうだ。プラスとマイナスを逆にするとガスが発生する可能性があるらしい。
チヒロ先生：地上と同じ訳(わけ)にはいかないのですね。
博士：ところで宇宙では、歯をみがいた後のうがいはどうするのだと思う？

問題7：宇宙では、歯をみがいた後のうがいはどうするのだろう？

1．ブクブクうがいをする
2．ガラガラうがいをする

ケンちゃん：宇宙ではガラガラうがいができないと思う。
博士：ピンポーン！　ケンちゃん正解だよ。
ミッちゃん：どうしてできないの？
ケンちゃん：無重力状態(むじゅうりょくじょうたい)でガラガラうがいをすると水が飛び散って、水滴が宇宙船内にフワフワ浮いてしまうから。
博士：よくわかったね！
ミッちゃん：ブクブクうがいならいいの？
博士：ブクブクうがいならできる。（図16）
ケンちゃん：うがいした水はどうするの？
博士：歯みがきをした後、水を吐(は)き出せないから飲み込むんだよ。
ミッちゃん：イヤダー！　気持ち悪いー！
博士：飲み込んでも良い歯みがき剤もあるそうだよ。でもどうしても飲むのが嫌な人は、ティッシュペーパーに吸わせてから捨てるそうだ。
ケンちゃん：ヘエー。

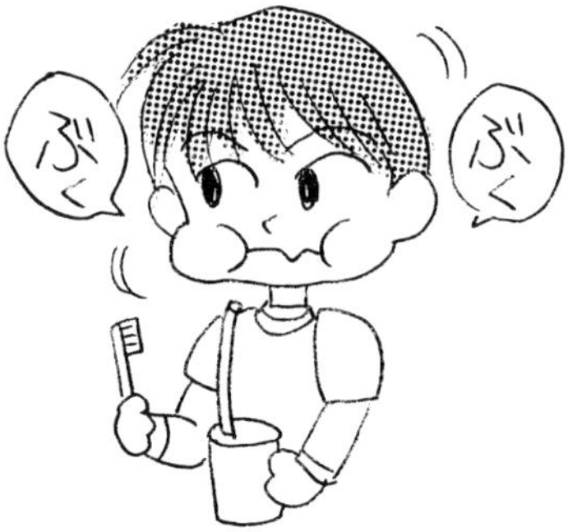

図16　宇宙ではブクブクうがい

博士：あるロシアの宇宙飛行士は、歯をみがいた後、指先で歯グキのマッサージをするんだそうだ。

ケンちゃん：ヒエー！　マッサージまでするの…。

チヒロ先生：アゴの骨はどうかしら？　だって、宇宙食はやわらかいのでしょう？　体の骨と同じようにアゴの骨からカルシウムがでていったら困りますね。

博士：なるほど　考えたことなかったな。

7．火星人と未来の地球人

歯みがき博士：ところで、未来人（みらいじん）の想像図（そうぞうず）って見たことあるかい？

ケンちゃん：脳が発達し頭が大きくて、手や足が細い！

博士：よく知っているね。手足が細いということはあまり運動をしていないということだし、頭が大きいことは脳が発達するだけではなく、アゴの骨が小さくて弱くなっているとも考えられる。

ケンちゃん：食べものがやわらかいと噛むことをしないから、アゴの骨が小さくなって歯並びだって悪くなるとテレビで見たことある。

ミツちゃん：火星人の想像図を本で見たことあるわ。でも、タコみたいな姿でアゴの骨なんてなかったわ。（図17）

チヒロ先生：宇宙船でやわらかいものばかり食べていたら、火星人のような顔になるかもしれませんね。

博士：あの火星人の顔は、本当は誰かがタイムマシーンに乗って、未来の地球人の顔を見てきたのかもしれないね。

ケンちゃん：あんな顔になったら嫌だよ。

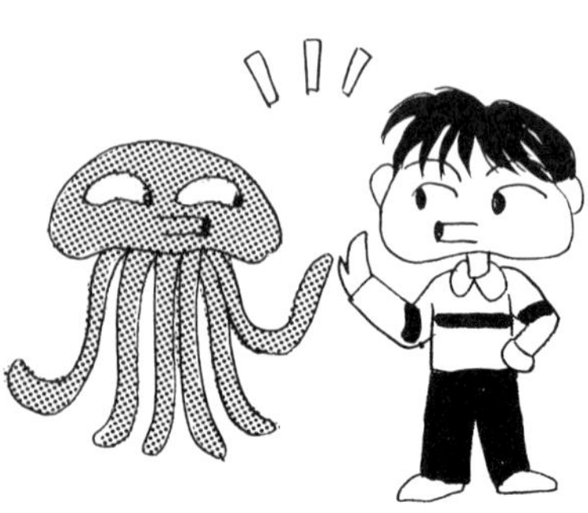

図17　火星人には、どうしてアゴがない??

8．便利なチューブ食？

ケンちゃん：昔の宇宙食って、チューブに入っていたんだね。チューブ食だったら、噛む必要がないから、便利だと思うけれどなー。

ミッちゃん：それに、栄養満点だというし…。

歯みがき博士：でも実際には、チューブ食は評判が悪かったそうだよ。そこで問題だ。チューブ食で本当にあった話は、次のどれだろう？

問題8：昔の宇宙食はチューブに入っていましたが、評判が悪く現在では使われておりません。さて、チューブ食について本当にあった宇宙飛行士の話はどれでしょう？

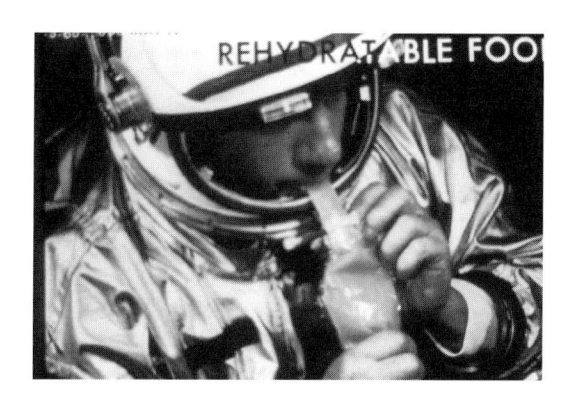

1．まるで、接着剤か靴ズミを食べているような感じだった

2．これを食べるくらいなら、宇宙へ行きたくないと言った

3．訓練中に砂漠で食べた、ヘビやトカゲよりマズかった

4．宇宙船の中で、サンドイッチを食べた

ミッちゃん：これは1の"接着剤か靴ズミを食べているような感じ"だと思います。だってお父さんの靴みがきは、チューブに入っているもの…。
ケンちゃん：ボクは、2。だって宇宙での最大の楽しみは、食べることだよ。
チヒロ先生：それじゃ私は、4にしようかな…。
博士：これも全部正解だ。
ミッちゃん：ヘエー、全部本当の話なのですか？
博士：宇宙での最大の楽しみは、食事をすることだと宇宙飛行士が口をそろえて言っている。ところが、チューブ食は、まずく、しかも噛みごたえがなかった。
チヒロ先生：いくら栄養が充分でも、食事は自分の歯で噛んで、楽しく語らいながら食べることが大切なのですね。
博士：2の"宇宙へ行きたくないと言った"宇宙飛行士は、ロシアに実在するんだ。
チヒロ先生：チューブ食は、まずかったのでしょうね。
ケンちゃん：どうして、ヘビやトカゲを食べたの…。

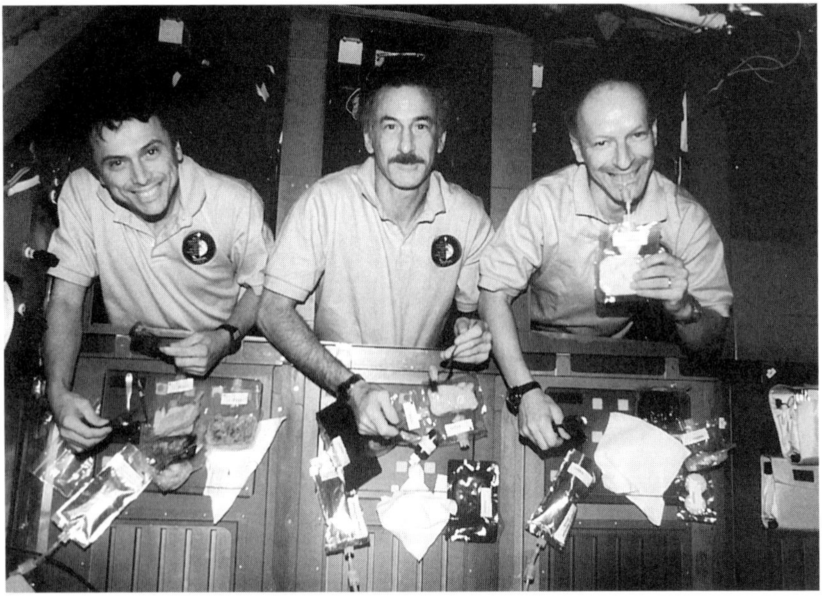

図18 宇宙の最大の楽しみの一つは、食べること

5章　宇宙授業へようこそ！　171

博士：昔の宇宙船は、地球のどこに帰ってくるかわからなかった。

チヒロ先生：今だったら、スペースシャトルは滑走路に着陸しますね。

博士：だから海や砂漠の真ん中に、不時着したことを想定して、そこから救援隊が来るまで生き残る訓練をしていた。

ケンちゃん：昔は、砂漠で訓練をしていたのか…。

博士：そこで、ヘビやトカゲを食料にして食べた。

ミッちゃん：気持ち悪い…。

チヒロ先生：博士、サンドイッチの話も聞きたいです…。

博士：ジョン・ヤングという宇宙飛行士は、宇宙船にサンドイッチを持ち込んだそうだよ。そして宇宙船の中で、「船長、コンビーフサンドには、マスタードをつけますか？」と尋ねたそうだ。船長も驚いたが、それを聞いていたNASAの管制官も驚いて、思わず座った椅子から落っこちたそうだよ。

ケンちゃん：ワハハ！

博士：でもみんな、最初は、これは悪い冗談だと思っていた。ところが、宇宙船が地球に帰ってきて、中を調べてみるとパンくずが残っていたのだそうだ。これで大問題になった。

チヒロ先生：どうしてですか？

博士：宇宙船では、パンを食べてはいけないことになっていたんだ。パンくずが、浮いて機械系統に誤って入ると、誤動作を起こす可能性があるからだ。もし事故でもあれば、地球に帰れないかもしれない。(図19)

チヒロ先生：それは大変ですね。現在でも、パンはだめなのですか？

博士：今は、一口で食べられる大きさだったら良いことになっている。

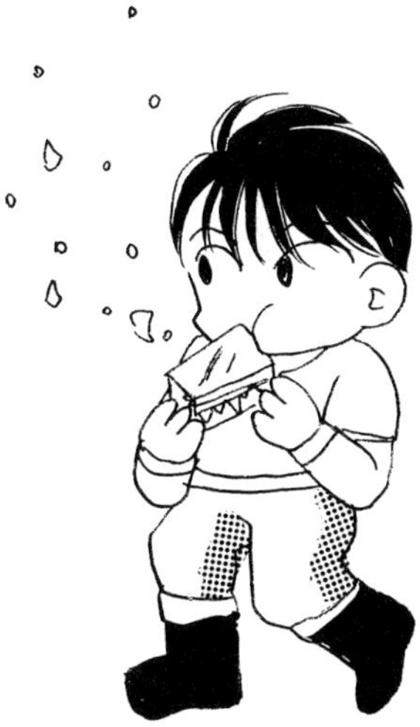

図19　宇宙でパンを食べるとパンくずが宇宙を浮遊する

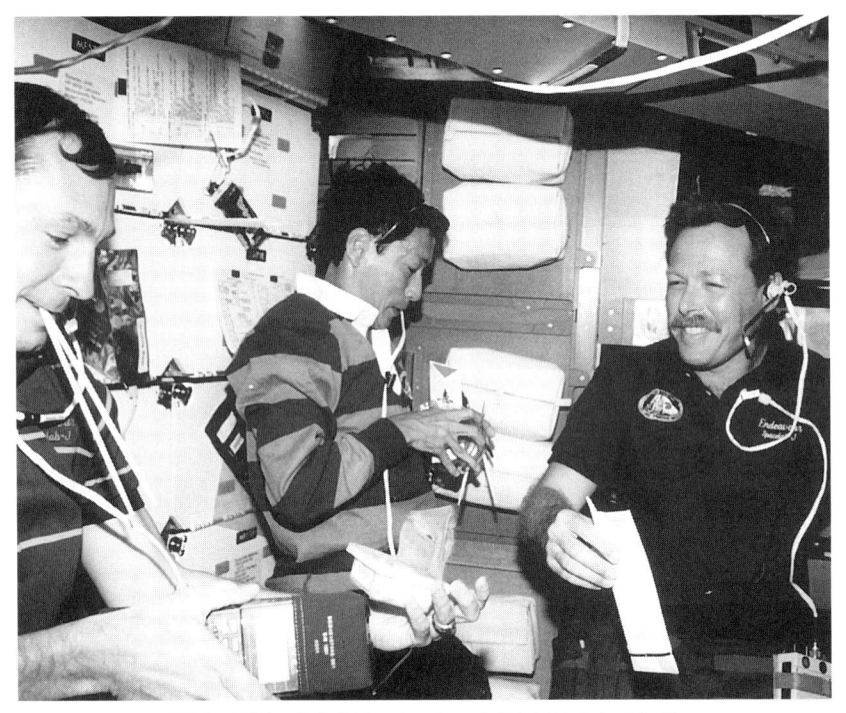

図20　最近の宇宙食は、おいしいように工夫されている

博士：それにもう一つ。大問題になった理由がある。

チヒロ先生：なんですか？

博士：宇宙飛行士が、ポケットにサンドイッチを持ち込んだというのが大問題なんだ。乗り込む前に、厳重なチェックを受ける。そのチェックをかいくぐったのだから、これはアメリカの機密防衛上、由々しき問題だ。

チヒロ先生：大変な危険を犯して、噛んで食べることの方を宇宙飛行士は選んだのですね…。

ケンちゃん：そうかー、宇宙食は、栄養が十分なだけではだめなのかー。

博士：だから、現代では、宇宙食もおいしいようにいろいろと工夫されているんだよ。(図20・21)これらは、宇宙食の一部だ。図22は、ロシアの宇宙食だが、フランスの三つ星レストランのシェフが作ったものまである。

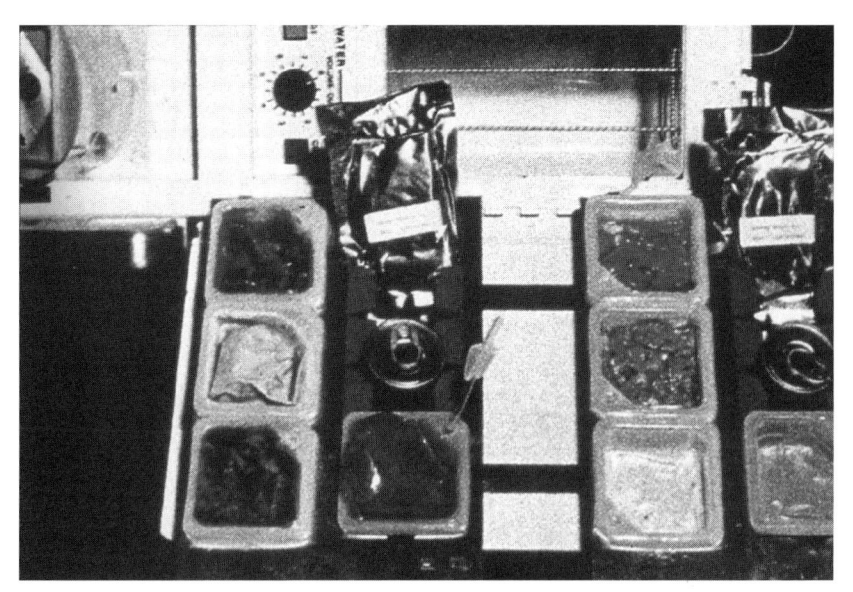

図21　スペースシャトルの宇宙食

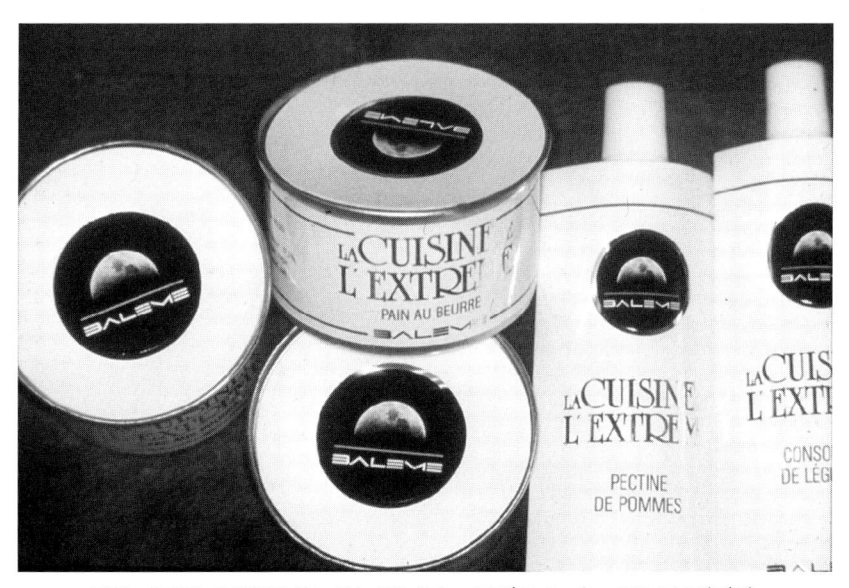

図22　フランスの三つ星レストランのシェフがつくった、ロシアの宇宙食

9. 宇宙船地球号

ミッちゃん：宇宙から地球を見るときれいだそうね。

歯みがき博士：図23が、地球の写真。とってもきれいだね。

ケンちゃん：でも東南アジアや南アメリカでは、開発のために木を切りすぎたせいで、ジャングルがまだらになって見えるそうだよ。

ミッちゃん：それに工場の煙や車の排気ガスが酸性雨となり、それが原因で木が枯れたり、銅像がとけたりもするそうね。

チヒロ先生：宇宙から環境汚染の広がりも見えるのですね。

博士：地球も一つの星だから、地上で起こったことは、地球全体に広がってしまう。

チヒロ先生：もし、世界のどこかで核の爆発が起これば、世界中が被害を受けてしまいますね。

博士：みんな、「宇宙船地球号」という言葉を聞いたことあるだろう。(図24)

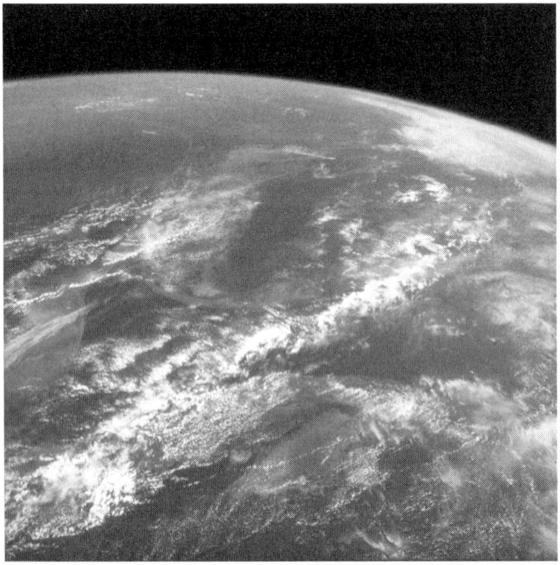

図23　美しい地球

5章 宇宙授業へようこそ！ 175

◀図24 宇宙船地球号

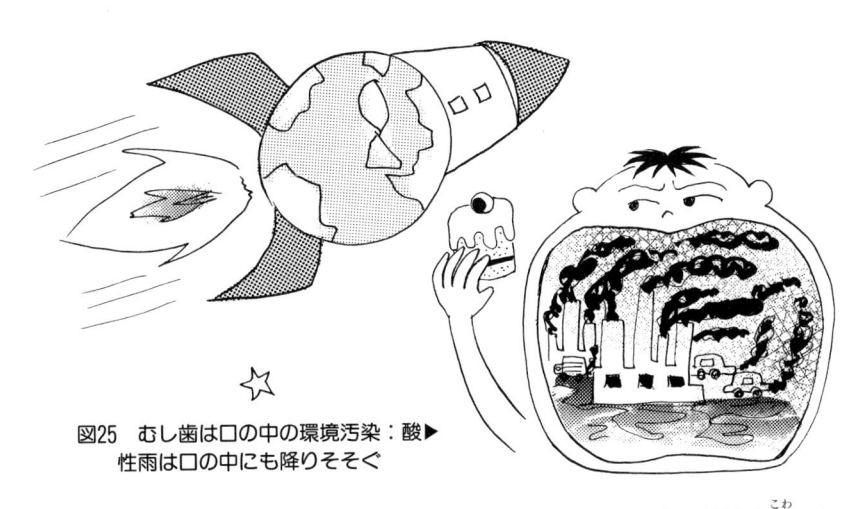

図25 むし歯は口の中の環境汚染：酸▶
性雨は口の中にも降りそそぐ

ミッちゃん：地球は一つだという意味でしょう。だから地球の環境を壊さないように、自然も守らなければいけないし、他の国の人々とも仲良くしなければならないのでしょう。

博士：ミッちゃん、よく知っているね。実は口の中も一緒だ。たとえば第1大臼歯にむし歯が1本できたとする。そうすると、他の第1大臼歯もむし歯になってしまう。

ケンちゃん：どうして？

博士：口の中も地球と同じなんだよ。1本むし歯ができるということは、他の歯も同じむし歯ができる環境にあるということだ。

チヒロ先生：まさに口の中の環境汚染ですね。（図25）

博士：むし歯は、口の中に降りそそぐ酸性雨といえる。

チヒロ先生：甘い食べものは、1本の歯で食べるわけではないですしね。

博士：そうだよ。地球も口の中も同じだ。

チヒロ先生：さしずめ、むし歯を作る菓子は、口の中の環境汚染の原因なのですね。

ミッちゃん：よくわかったわ。歯みがき博士どうもありがとう。

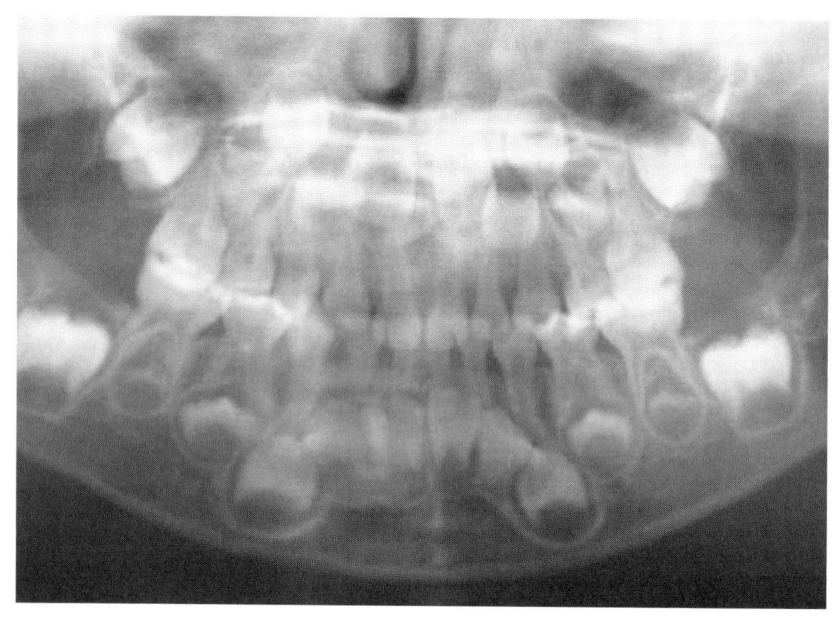

付録1　パノラマX線写真（p73の拡大）

A君：乳歯列（3歳）

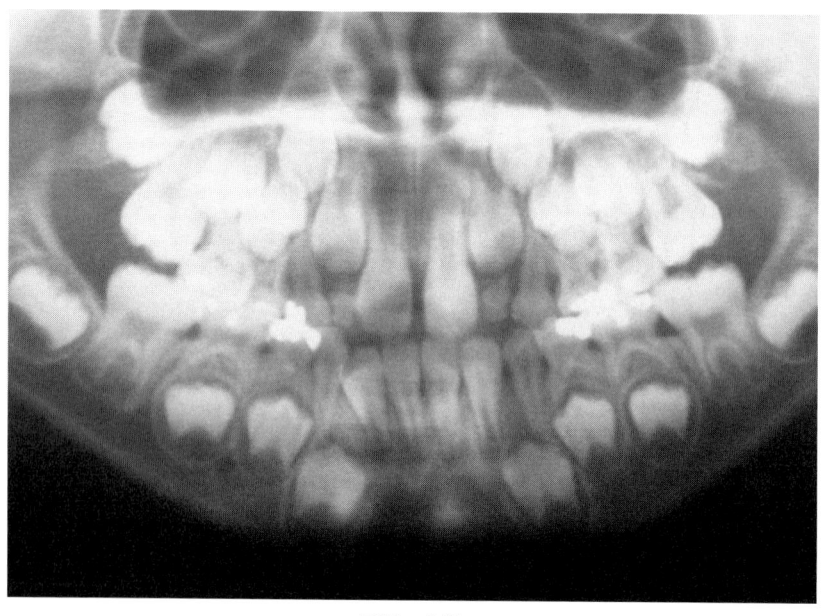

B君　8歳

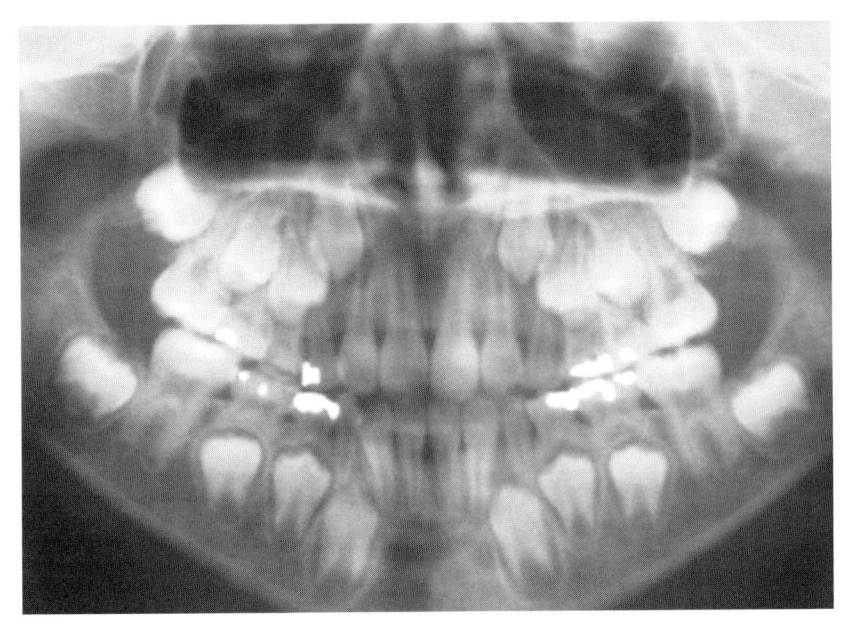

C君　10歳

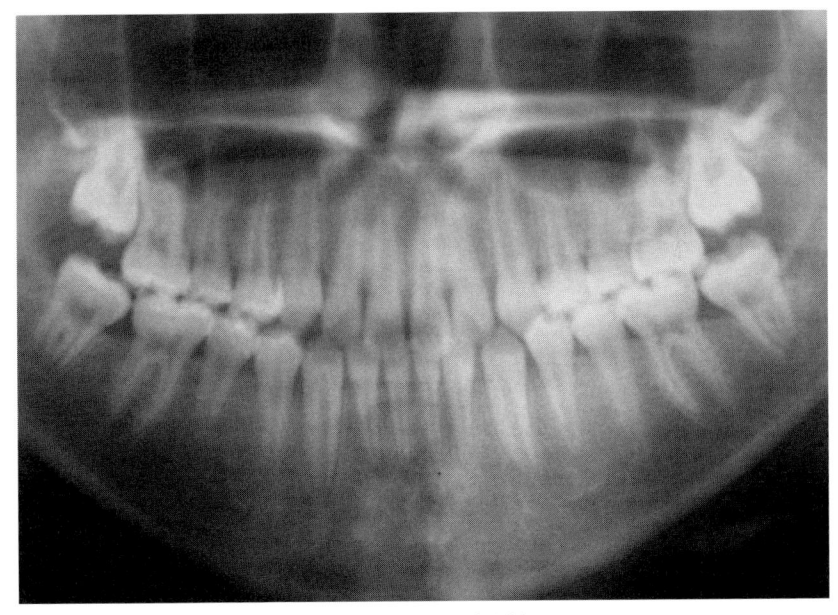

D君：永久歯列（12歳）

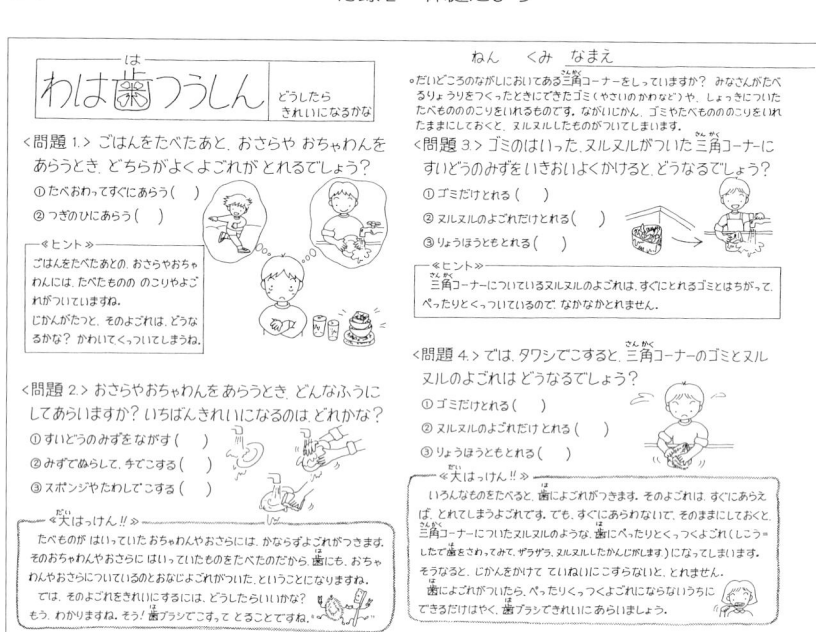

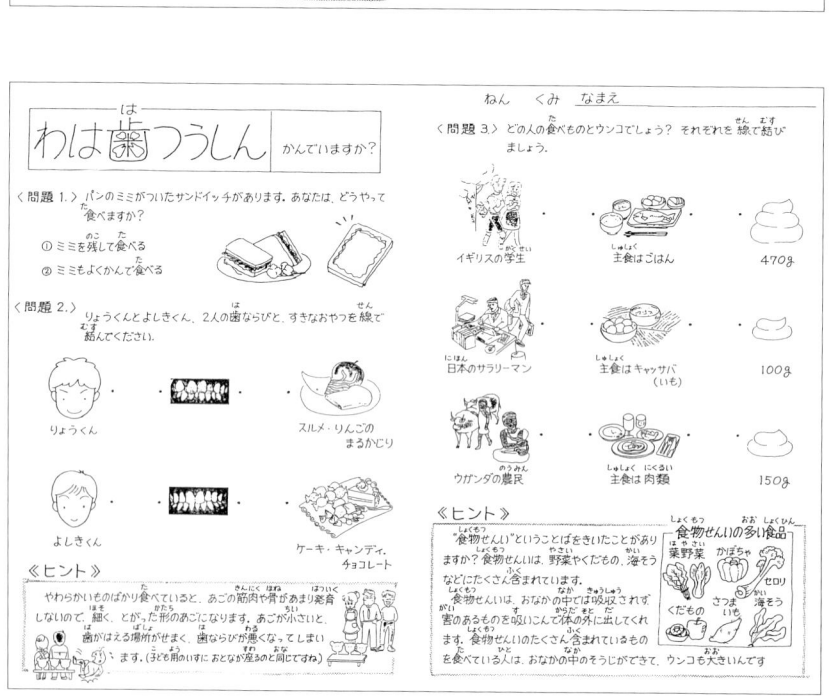

わは歯つうしん　どうしたらきれいになるかな

ねん　くみ　なまえ

〈問題1.〉ごはんをたべたあと、おさらやおちゃわんをあらうとき、どちらがよくよごれがとれるでしょう？
① たべおわってすぐにあらう（　）
② つぎのひにあらう（　）

≪ヒント≫
ごはんをたべたあとの、おさらやおちゃわんには、たべものの のこりやよごれがついていますね。
じかんがたつと、そのよごれは、どうなるかな？かわいてくっついてしまうね。

〈問題2.〉おさらやおちゃわんをあらうとき、どんなふうにしてあらいますか？いちばんきれいになるのは、どれかな？
① すいどうのみずをながす（　）
② みずでぬらして、手でこする（　）
③ スポンジやたわしでこする（　）

≪大はっけん!!≫
たべものがはいっていたおちゃわんやおさらには、かならずよごれがつきます。そのおちゃわんやおさらにはいっていたものをたべたんだから、歯にも、おちゃわんやおさらについているのとおなじよごれがついた、ということになりますね。
では、そのよごれをきれいにするには、どうしたらいいかな？
もう、わかりますね。そう！歯ブラシでこする、でとることですね。

〈問題3.〉ゴミのはいった、ヌルヌルがついた三角コーナーにすいどうのみずをいきおいよくかけると、どうなるでしょう？
① ゴミだけとれる（　）
② ヌルヌルのよごれだけとれる（　）
③ りょうほうともとれる（　）

≪ヒント≫
三角コーナーについているヌルヌルのよごれは、すぐにとれるゴミとはちがって、ぺったりとくっついているので、なかなかとれません。

〈問題4.〉では、タワシでこすると、三角コーナーのゴミとヌルヌルのよごれはどうなるでしょう？
① ゴミだけとれる（　）
② ヌルヌルのよごれだけとれる（　）
③ りょうほうともとれる（　）

≪大はっけん!!≫
いろんなものをたべると、歯によごれがつきます。そのよごれは、すぐにあらえば、とれてしまうよごれです。でも、すぐにあらわないで、そのままにしておくと、三角コーナーについたヌルヌルのような、歯にぺったりとくっつくよごれ（しこう）したり歯をさわってみて、ザラザラ、ヌルヌルしたかんじがします）になってしまいます。
そうなると、じかんをかけて ていねいにこすらないと、とれません。
歯によごれがついたら、ぺったりとつくよごれにならないうちにできるだけはやく、歯ブラシできれいにあらいましょう。

わは歯つうしん　かんでいますか？

ねん　くみ　なまえ

〈問題1.〉パンのミミがついたサンドイッチがあります。あなたは、どうやって食べますか？
① ミミを残して食べる
② ミミもよくかんで食べる

〈問題2.〉りょうくんとよしきくん、2人の歯のならびと、すきなおやつを線でむすんでください。

りょうくん　―　スルメ・りんごのまるかじり

よしきくん　―　ケーキ・キャンディ・チョコレート

≪ヒント≫
やわらかいものばかり食べていると、あごの筋肉や骨があまり発育しないので、細く、とがった形のあごになります。あごが小さいと、歯がはえる場所がせまく、歯ならびが悪くなってしまいます。（子ども向いに絵などが座るの図ですね）

〈問題3.〉どの人の食べものとウンコでしょう？それぞれを線で結びましょう。

イギリスの学生　―　主食はごはん　―　470g

日本のサラリーマン　―　主食はキャッサバ（いも）　―　100g

ウガンダの農民　―　主食は肉類　―　150g

≪ヒント≫
"食物せんい"ということばをきいたことがありますか？食物せんいは、野菜やくだもの、海そうなどにたくさん含まれています。
食物せんいは、おなかの中では吸収されず、害のあるものを吸いこんで体の外に出してくれます。食物せんいのたくさん含まれているものを食べている人は、おなかの中のそうじができて、ウンコも大きいんです。

食物せんいの多い食品：葉野菜、かぼちゃ、セロリ、くだもの、さつまいも、海そう

わは歯つうしん　むし歯を防ごう！

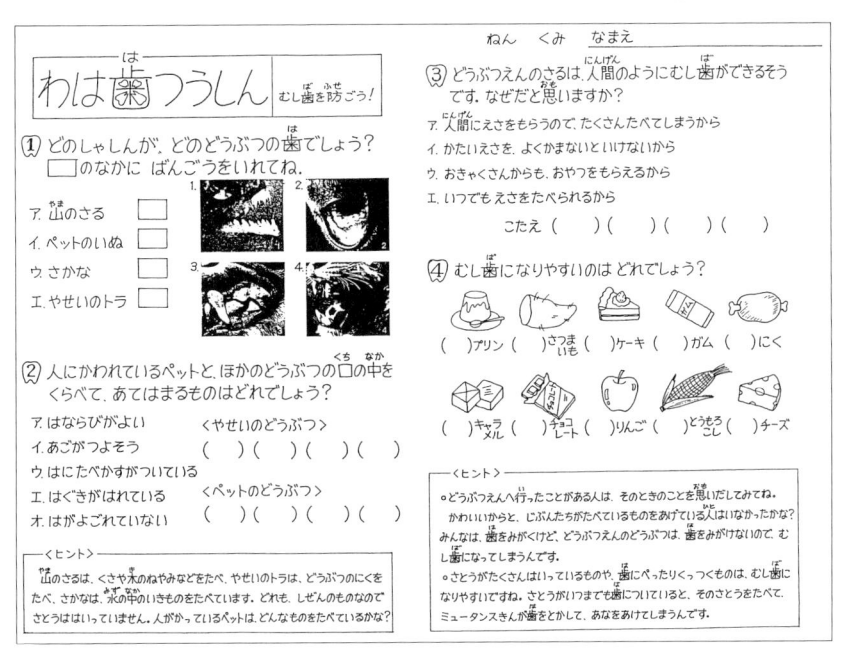

ねん　くみ　なまえ

① どのしゃしんが、どのどうぶつの歯でしょう？
　□のなかに ばんごうをいれてね。

ア. 山のさる　□
イ. ペットのいぬ　□
ウ. さかな　□
エ. やせいのトラ　□

③ どうぶつえんのさるは、人間のようにむし歯ができるそうです。なぜだと思いますか？
ア. 人間にえさをもらうので、たくさんたべてしまうから
イ. かたいえさを、よくかまないといけないから
ウ. おきゃくさんからも、おやつをもらえるから
エ. いつでもえさをたべられるから

　　こたえ（　）（　）（　）（　）

② 人にかわれているペットと、ほかのどうぶつの口の中をくらべて、あてはまるものはどれでしょう？
ア. はならびがよい
イ. あごがつよそう
ウ. はにたべかすがついている
エ. はくきがはれている
オ. はがよごれていない

〈やせいのどうぶつ〉
（　）（　）（　）（　）

〈ペットのどうぶつ〉
（　）（　）（　）（　）

④ むし歯になりやすいのはどれでしょう？
（　）プリン　（　）さつまいも　（　）ケーキ　（　）ガム　（　）にく
（　）キャラメル　（　）チョコレート　（　）りんご　（　）とうもろこし　（　）チーズ

〈ヒント〉
山のさるは、くさや木のめやみなどをたべ、やせいのトラは、どうぶつのにくをたべ、さかなは、水の中のいきものをたべています。どれも、しぜんのものなのでさとうははいっていません。人がかっているペットは、どんなものをたべているかな？

〈ヒント〉
・どうぶつえんへ行ったことがある人は、そのときのことを思いだしてみてね。かわいいからと、じぶんたちがたべているものをあげている人はいなかったかな？みんなは、歯をみがくけど、どうぶつえんのどうぶつは、歯をみがかないので、むし歯になっています。
・さとうがたくさんはいっているものや、歯にべったりくっつくものは、むし歯になりやすいね。さとうがいつまでも歯についていると、そのさとうをたべて、ミュータンスきんが歯をとかして、あなをあけてしまうんです。

わは歯つうしん　むし歯になるのはだれ？

ねん　くみ　なまえ

6人の人が、自分の「はのようす」、「たべもの・せいかつ」、「よくたべるおやつ」について話しています。全部を合わせて考えて、だれがむし歯になりやすいか、なりやすい順に、順番をつけてください。
・どこをどう変えればむし歯を防げるかも、考えてみてね！

なまえ・かお	りつこ	たかひこ	ともき	しょうた	せいか	ひろや
はのようす	・はならびは よい ・はのみぞは すこしふかい	・はならびはあまりよくない ・はのみぞは ふかい	・はならびは よくない ・はのみぞは あまりふかくない	・はならびはとてもよい ・はのみぞは ふかくない	・はならびは よくない ・はのみぞは ふかくない	・はならびは よくない ・はのみぞは ふかくない
たべもの・せいかつ	・やさいやさかなはあまりたべません。 ・あさおきてすぐと、よるねるまえに、はみがきをしています。でも、よる、ねむくて、つい、はみがきをしないでねてしまうことがあります。	・すききらいは ないし、まいにち、ぎゅうにゅうをのんでるよ。 ・あさよるのしょくごにはみがきをしています。でも、たまに、よるはをみがいたあとで、くだものをたべることがあるよ。	・かたいものはにがて、さかなもきらいだからたべないよ。 ・はをみがくのは、あさ、おきてすぐだけです。 ・あまいおかしがすきで、おかしをたべたあと、ブクブクうがいをします。	・きらいなものはないよ、りんごをまるかじりがだいすきだよ。 ・よくくうどうして、はやね はやおきだよ。 ・いえのなかであそぶことがおおいです。	・ぎゅうにゅうはのまないけど、さかなはだいすき、やさいもよくたべます。 ・たべたら、かならずきちんとはみがきをするよ。 ・よる、ねるまえだけ、じかんをかけてみがいています。	・ハンバーグやたまごがすき、おやつでおなかいっぱいで、ごはんをたべないときもあります。 ・テレビをみてると、よるねるのがおそくなる。めんどうだから、はみがきをしないしないよ。
よくたべるおやつ	ケーキ、カステラ、ドーナツ、ジュース	トースト、みかん、サンドイッチ、ぎゅうにゅう	チョコレート、かんジュース、チョコスナック、キャンディー	おかき、りんご、おにぎり、おちゃ	いえでつくったクッキー、こうちゃ、ホットケーキ	ポテトチップ、コーラ、スナックがし

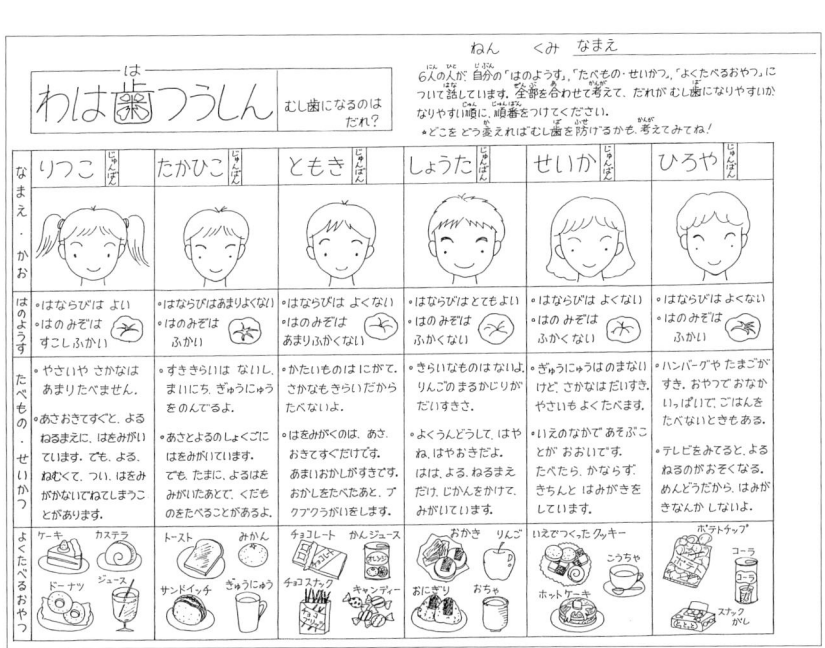

認定状

＿＿＿＿＿＿＿＿＿ どの

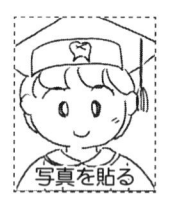

あなたは、歯のふしぎ博物館の５つの部屋全てで勉強したことを証します。これからも学んだことを生かし、自分の歯を大切にしましょう。

　　　　年　月　日

歯のふしぎ博士

■**本書にご協力いただいた方々**（敬称略）
小原秀雄（女子栄養大学　名誉教授）
住田実（大分大学教育福祉科学部　教授）
石上惠一（東京歯科大学スポーツ歯学研究室　教授）
故　石上健次
村田浩一（日本大学生物資源科学部　助教授）
片山恒夫（大阪府）
徳永順一郎（兵庫県　とくなが小児歯科クリニック・レオ）
東　知宏（三重県　ひがし小児・矯正歯科クリニック）
黒田耕平・福島康祐（神戸医療生協　協同歯科小児歯科）
石黒幸司（岐阜県　上矢作歯科診療所）
大町耕市（東京都　銀座七丁目歯科）
村津和正（KOS九州口腔健康科学センター・むらつ歯科クリニック）
中田千佳夫（北海道　青い鳥動物病院）
若居　亘（広島県　宇宙科学研究家）
NASA（米国国家航空宇宙局）
山口サエ子
町田真由美

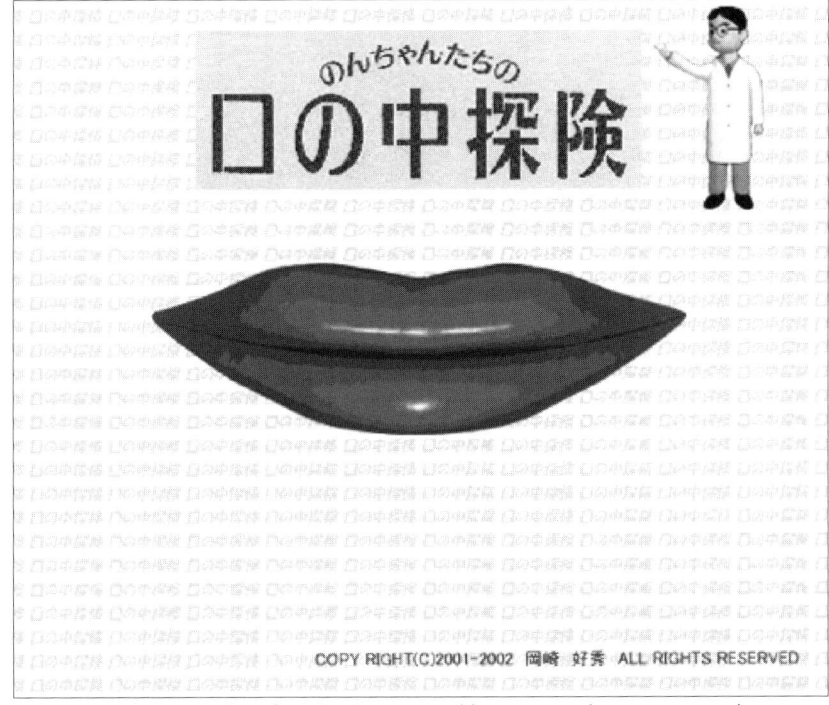

著者ホームページアドレス　http://leo.or.jp/Dr.okazaki/

著者
岡崎好秀（おかざき よしひで）

1952年大阪府生まれ。愛知学院大学歯学部卒業後、大阪大学歯学部小児歯科学講座入局。
現在岡山大学歯学部付属病院　小児歯科講師。専門は小児歯科、障害児歯科、健康教育。
主著に、『のんちゃんたちの口の中探険　上』（大修館書店、1991年）、『のんちゃんたちの口の中探険　下』（大修館書店、1992年）、『なるほど・ザ・保健指導』（クインテッセンス出版、1990年）、『楽しさ100倍保健指導』（クインテッセンス出版、2000年）、『口腔ケアの最前線』（雲母書房、1998年）、『泣かずにすませる小児歯科診療』（松風歯科クラブ、2001年）
連絡先　E-mail:okazaki@md.okayama-u.ac.jp

監修者
下野　勉（しもの　つとむ）

岡山大学大学院医歯学総合研究科　行動小児歯科学分野教授。

協力
株式会社 松風

ようこそ、歯のふしぎ博物館へ──『口の中探険』うらばなし
© Yoshihide Okazaki 2003　　　　　　　　　　　　　　　　　　　NDC 374 192p 21cm

初版第1刷発行──2003年5月1日
　　第2刷発行──2004年9月1日

著者	岡崎好秀
監修者	下野　勉
発行者	鈴木一行
発行所	株式会社大修館書店

〒101-8466 東京都千代田区神田錦町3-24
電話 03-3295-6231（販売部）03-3294-2358（編集部）
振替 00190-7-40504
［出版情報］http://www.taishukan.co.jp
　　　　　　http://www.taishukan-sport.jp（保健体育・スポーツ）

装丁者	平昌司／表紙・扉イラスト────永井成美
本文イラスト	佐々木美智子
印刷所	文唱堂印刷
製本所	司製本

ISBN4-469-26516-0　Printed in Japan
Ⓡ本書の全部または一部を無断で複写複製（コピー）することは、
著作権法上での例外を除き禁じられています。